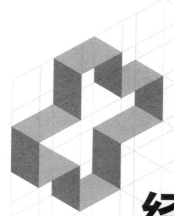

医院
经营管理
一本通

李章勇

编著

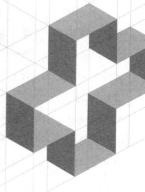

天津出版传媒集团

天津科学技术出版社

图书在版编目（CIP）数据

医院经营管理一本通 / 李章勇编著. -- 天津 ： 天津科学技术出版社，2019.4

ISBN 978-7-5576-5864-9

Ⅰ．①医… Ⅱ．①李… Ⅲ．①医院－经营管理 Ⅳ．①R197.322

中国版本图书馆CIP数据核字(2019)第018478号

医院经营管理一本通

YIYUAN JINGYING GUANLI YIBENTONG

责任编辑：方　艳

出　　版：天津出版传媒集团
　　　　　天津科学技术出版社

地　　址：天津市西康路35号

邮　　编：300051

电　　话：(022)23332695

网　　址：www.tjkjcbs.com.cn

发　　行：新华书店经销

印　　刷：大厂回族自治县彩虹印刷有限公司

开本 710×1000　 1/16　 印张16　 字数 217 600

2019年4月第1版第1次印刷

定价：49.80元

如何做好一位医院管理者

自从我国推出"新医改"以来，医院数量明显增加，在给广大患者就医带来便利的同时，也使得医院之间的竞争更为激烈。我们平时浏览网页，观看或收听节目时，经常会看到或听到一些医疗广告，从某种程度上来说，这是医院吸引患者、争取患者的一种常用手段。

在市场中，真正的强者通过竞争变得更强；相反，那些经营不善的医院则可能面临被淘汰的危机。在医院发展中，经营管理者往往发挥着重要作用，他们对医院的发展承担着巨大的责任。

医院经营管理是一门复杂的学问，涉及众多方面，既需要扎实的理论功底，又需要娴熟的实践操作技能。

一般来说，一个卓越的医院管理者必须直面竞争，明白要想生存就必须在竞争中取胜的道理，也要明确谁是自己的对手，还要"胜不骄，败不馁"，不断地从一个胜利走向另一个胜利。

医院管理者还应该根据时代发展，积极转换观念，解放思想，勇于竞争，把握机遇，更好地迎接来自各方面的挑战。可以说，市场经济要求组织的领导者必须树立"只有想不到，没有办不到"的信念。如果一个人连想都不敢想，则肯定难以做出一番成就。医院管理者不仅自身要具备这一信念，还应该把它贯彻到每个员工的头脑中去，从而激发团队的活力与战斗力。

医院管理者还应该不断地超越自我，有效地抢占市场，根据实际发展需要，在医院管理的方方面面建立竞争机制，努力向管理要效益。在这方面，医院还要用心培养一线管理人才，从而创造性地推动医院的管理，发挥出每个成员的潜能、聪明和才智，进而出成果、创收益。

另外，管理者要想管好人、用好人，就必须做好榜样，不断地加强自身的学习修养，提高自身的素质和水平。只有这样，团队才能吸引和留住人才，才能有凝聚力，才能更好地发挥集体的力量去拼搏。

在现实中，医院管理者的提升之路不仅需要专业的理论知识，还要总结实用的管理技巧，从而具备较强的实战能力。为此，我们编写了《医院经营管理一本通》。书中内容由浅入深，步步跟进，在行文中还引入了翔实的医院经营管理案例，分析了医疗行业的一些热门事件，分享了行业内的成败经验。

根据读者的思维规律和认知轨迹，我们首先阐述医院的概念，包括医院的由来，近几年报道频率较高的"新医改"，以及一些管理学中新颖而实用的理念，如精益化管理，使读者对医院经营有个比较初步而清晰的认识。

接着，我们探讨了医院经营中的市场定位问题。俗话说"定位决定成败"，一旦方向错了，再大的努力也是白费。基于此，医院经营管理者要确保定位的准确性。

接下来，我们论述了医院的学科建设、人文精神、营销、效益提升、绩效分配、人力资源管理、供应链管理、品牌打造、资本运作与文化建设。可以说，这些内容几乎涉及医院经营管理领域的方方面面。本书不仅翔实地阐述了管理的原理，还列举了丰富的行业案例，以确保读者能够高效地读懂、学会、会用、举一反三。

最后，真挚地希望本书能给您带来一些帮助！

目录
CONTENTS

第一章　医院那些事儿

+ 医院发展简史 002
 我国医院的现状 005
 国外医院的现状 008
 营利性医院与非营利性医院 010
 导致"过度医疗"的原因 012
 "看病难、看病贵"问题的背后 014
 用什么挽救"谈医色变" 016
 医院经营管理者要具备的观念 018
+ 用精益管理改进医院运营 021

第二章　市场定位要接地气

+ 医疗市场中的尴尬问题 024
 怎样细分医疗市场 026
 如何对医院进行定位 028
 你了解竞争对手吗 031
 中小医院的生存之道 033

医疗行业的市场调研 035

医院内部的摸底调研 038

患者满意度调研 041

+ 案例：南方医院惠侨楼 043

第三章 **医院的学科建设**

+ 医院学科建设的重要性及其6个原则 046

学科建设要以市场为导向 049

学科建设的差异化策略 051

学科建设要设备、人才两手抓 053

学科建设与医教研一体化 055

如何规划建设重点学科 057

民营医院的学科建设之道 059

学科建设的发展趋势 061

+ 案例：厦门大学附属中山医院 063

第四章 **改进医疗服务**

+ 人文关怀是医疗服务的本质 066

患者首先需要帮助与安慰 068

树立良好的执业形象 070

以患者为中心 072

完善医疗服务的产品策略 074

提高医疗服务，重构价值 076

影响医疗创新的9个因素 078

一项医疗服务的生命周期   081

持续改善医疗服务   083

+ 案例：北京和睦家医院   085

第五章 医院怎样做营销

+ 医院营销与经营管理   088

医院的一对一营销   090

医患关系与忠诚度管理   092

互联网时代下的医院营销   094

医院营销的《九阳真经》   096

医院怎么做好活动营销   099

电子商务与医院网络营销   101

医院做新媒体营销并不难   103

+ 案例：一家口腔医院的营销   105

第六章 如何提升医院效益

+ 医院的社会效益与经济效益   108

怎样提高医院的经济效益   110

医院的运营成本分析   112

增强医院的财务管理能力   115

民营医院提升效益的技巧   117

临床科室的经营管理术   119

医院运营者的项目管理思维   121

+ 案例：某三甲医院临床科室管理   123

第七章 绩效分配是门大学问

+ 医院绩效考核现状   126

    绩效分配中的6个争议   128

    如何规避"九不准"   131

    绩效管理中的3个误区   133

    设计薪酬体系的"七步走"   135

    绩效分配方案怎么做   137

    公立医院的绩效分配   139

    民营医院的绩效分配   141

+ 案例：长庚纪念医院   143

第八章 医院的人力资源管理

+ 医院人力资源管理现状   146

    突破人才困局引发的办医瓶颈   148

    人力资源管理的三大功课   150

    人力资源管理六大模块   152

    医院HR五步找到核心员工   154

    医院培养人才及用人的原则   156

    科室团队就该这样带   159

    公立医院的人力资源管理   161

    民营医院的人力资源管理   163

+ 案例：梅奥诊所的医学团队   165

第九章 **医院的供应链管理**

+ 供应链管理与商业模式　　　　　　　168

　　医院与供应链管理　　　　　　　　170

　　医院采购管理怎么做　　　　　　　172

　　成本管控是一项基本功　　　　　　174

　　医院药品供应链的优化　　　　　　176

　　供应链管理与产业链　　　　　　　178

　　全面强化医院供应链管理及其竞争力　180

　　什么是精益化供应链管理　　　　　183

+ 案例：凤凰医疗集团　　　　　　　　185

第十章 **医院的品牌影响力**

+ 品牌影响力的量化分析　　　　　　　188

　　医院品牌扩张的动力与常见模式　　190

　　医院公共关系的建设　　　　　　　193

　　医院品牌扩张的原则　　　　　　　195

　　如何与国外医疗机构进行合作　　　197

　　品牌建设是我国民营医院的必走之路　199

+ 案例：上海瑞金医院　　　　　　　　201

第十一章 医院与资本运作

+ 资本的力量   204

医院集团化成为趋势   206

医院集团的优势   208

社会资本办医的政策规定   210

新医改与社会资本办医   212

美国私立医院如何运营   214

我国民营医院如何拥抱资本   217

公立医院在资本面前的选择   219

+ 案例：美国医院有限公司（HCA）   221

第十二章 文化建设与基业长青

+ 文化建设对医院发展的意义   224

医院文化建设的3个重点   226

医院文化建设的4个层次   228

医院文化建设的5个误区   230

医院文化建设的关键   232

文化建设与可持续发展   235

民营医院的诚信文化建设   237

+ 案例：北京协和医院文化建设的启示   240

后记 悬壶济世，大医精诚

第一章　医院那些事儿

　　据统计，截至2017年底，我国公立医院有12 297个，民营医院有18 759个，且数量在不断增加，与此同时，与医院有关的一系列问题也不断产生，如何进一步提升医院的经营管理质量，使医院成为"患者满意、医护从业者安心、社会赞许"的好医院，成为每一个医院经营管理者的当务之急。接下来，我们就一层一层地剥开医院经营管理中的那些事儿，走进医院经营管理的世界。

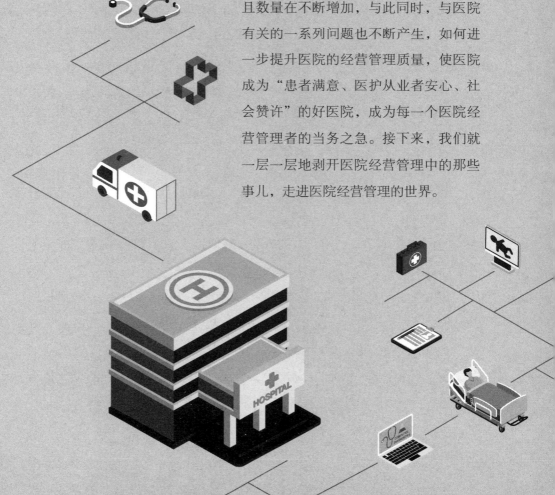

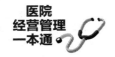

医院发展简史

现代意义上的医院是一种有固定场所，在医患关系中，医者主动、患者从动，有住院制，有分科，分部门协作，享有开放式学术交流机制的医疗组织。那么，古代的医院是怎样的呢？它又是如何发展的呢？

我国是当今世界上最早设置医院的国家。早在西汉时，黄河一带瘟疫流行，汉武帝刘彻下令在各地设置医治场所，免费给百姓治病。后来历朝历代，几乎都不同程度地有类似"官办医院"的记录。这些医治场所有赈灾、慈善、疾病预防等性质，是政府履行社会管理职能的一个重要体现。

到宋朝及明代时，"官办医院"与"民办医院"均获得了不同程度的发展。当时，官方办的医院一般称为"安济坊"，私人办的医院一般称为"养济院""寿安院"等，慈善机构办的医院一般称为"慈幼局"，并分门别类招收和诊疗病人。

相对来说，我国古代的官办医院大多为预防和治疗某些流行病而设置，政策指令色彩更为明显；我国古代的民办医院普遍规模较小，比如，南宋时广东曾有一家民办医院，仅能容纳患者10人。此外，我国历朝历代几乎均有太医院，主要为帝王皇室及王公贵族提供医疗服务，太医院里的太医（也称御医）往往还有行政级别，当然，普通患者往往无法享受太医院的医疗服务。

实际上，我国古代普通民众治病，主要由民间医生来负责，他们要么是如"云游神仙"一般的游医，要么在诊所里坐诊，其中不乏佼佼者。比如，我国古代的名医中，扁鹊、华佗、张仲景、孙思邈等人，无不行医游历各地。他们凭借精湛的医术、救死扶伤的崇高医德，千百年来深为大众所乐道，也为我国的医学发展做出了杰出的贡献。

在我国古代的医患关系中，医生往往处于被动的角色。对于一些名气不是很大的医生，患者还会故意设置难题考验医生的医术是否足够高明，从而决定是否来就医。比如，有些患者不将真实病情告知医生，而是请医生仅通过把脉来诊断病情，如果医生能把患者的病情说清楚，患者才投医，这显然违背中医倡导的"望闻问切"综合运用的诊疗原则；甚至还有些患者为了追求立竿见影的效果，会频繁地更换医生。在这种情况下，我国传统的医患关系比较注重患者的感受，注重个体疗效，包括迎合患者的个性化需求，但是却忽略了医疗效率的问题。

再者，我国古代医生的经济收入主要来源于患者，医生几乎全部仰赖市场而生存。面对患者的"择医、试医"，医生若没有绝招显然难以立足，为了避免绝招广为人知，我国古代医界的保密风气十分浓厚，大多规定只向家庭内部成员传授，这就影响了医生之间的正常学术交流，从而在一定程度上阻碍了医学的发展。

相比而言，西方的医院虽然产生的时间晚于我国，但医院的性质更为外显。比如，在欧洲中世纪时，医院一般都是由教会的修道院创办和管理的，这些教会医院注重像工厂一样流程化地"维修"病人，以"治病"为中心，患者需主动配合医生的诊疗。这在一定程度上提高了诊治效率。其内部组织也非常类似现代意义上的医院，满足了工业化社会的效率需求。欧洲中世纪时的医院为现代意义上的医院奠定了基础。

我国在晚清时，外国传教士先后在我国多个地区设立教会医院，截至1949

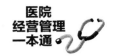

年时，我国教会医院达到340余所，几乎遍布全国各地。时至今日，我国有不少医院，其前身就是教会医院。比如，位于广州市的中山大学孙逸仙纪念医院，最早源于美国传教士在1835年来广州创办的一家眼科医院，是我国最早的西医院；还有上海交通大学医学院附属仁济医院，其前身为英国传教士于1884年在上海创办的华人医院等。

　　时至今日，随着社会的发展，我国各项医疗卫生事业获得了蓬勃发展，医院建设也有了长足进步。

我国医院的现状

根据国家卫生健康委员会规定的标准，我国境内所有医院根据其规模（含床位数量的多少等指标）大小，分为一、二、三级，每一级别又分为甲、乙、丙三等，其中，三级医院增设特等，因此医院共分三级十等，尤以三级甲等（简称"三甲"）和三级特等（数量很少）为最高等级。

我国对医院分级管理的依据是医院的功能、任务、设施条件、技术建设、医疗服务质量和科学管理的综合水平。3个级别医院的划分标准如下。

1. 一级医院

住院床位总数达到20~99张，直接向一定人口的社区提供预防、医疗、保健、康复服务的基层医院、卫生院。比如我们平时听说的乡镇卫生院、社区医院等，大多属于一级医院。

2. 二级医院

住院床位总数达到100~499张，可以向多个社区提供综合医疗卫生服务并承担一定教学、科研任务的地区性医院。我们平时听说的"某县人民医院"大多属于二级医院。

3. 三级医院

住院床位总数在500张以上，向多个地区提供较高水平医疗卫生服务并执

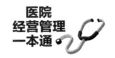

行高等教育、科研任务的医院。一般情况下，我国每个地级市里最大的医院大多属于三甲医院。

当患者就医时，某级医院若不具备为患者诊治的条件和力量，则应当指导患者转移至另一个医疗机构（如上一级医院）就诊，这称为"转诊"。在生活中，还有些不在三个级别医院之中的诊所，它们只能针对常见疾病提供相应的门诊服务，其规模通常较小。诊所一般包括公立诊所（社区卫生服务中心）和民营诊所两种。

我国医院除了根据上述级别来划分之外，还可以根据科室设置来划分。比如，旨在处理各种疾病和损伤的医院是综合性医院，它们通常包括急诊部、门诊部和住院部，是一个地区的主要医疗机构，有大量的病床，可以同时为许多病人提供重症监护和长期照顾；旨在治疗特定疾病或伤害的医院是专科医院，按照疾病或伤害的种类，可以分为皮肤科医院、儿科医院、妇科医院、男科医院、肛肠科医院、耳鼻喉科医院、精神病医院、传染病医院、肿瘤医院、肾病医院等。

另外，我们在生活中还会看到不少教学医院，它们既为病人提供治疗，同时兼有对医学生和护理学生的教学工作。教学医院可以是综合医院，也可以是专科医院，通常是医科大学、医学院或综合性大学医学院的附属医院。

按照资产所有权的性质来划分，我国医院又可以分为公立医院和私立医院。其中，公立医院是指政府开办的纳入财政预算管理的医院，一般是非营利性医院；私立医院又称民营医院，是指由个人或合伙人开办的股份制医院，一般是营利性医院。民营医院可以与公立医院平等地参与等级评定。

当前，公立医院是我国医疗服务体系的主体。据2015年统计数据显示，我国公立医院诊疗人次数约占全国总诊疗人次数的90%，民营医院虽然在数量上略超公立医院，但诊疗人次数却与公立医院相差甚远。

我国的"新医改"，强调公立医院的公益性，着手实施"医药分家"，根除被诟病多年的"以药养医";"新医改"还提出适度降低公立医疗机构比重,积极引导社会资本以多种方式参与医院改制重组,包括将部分公立医院转为民营,开展合理的市场竞争,使医疗资源得到更好的配置,以期最终形成公立医院与非公立医院相互促进、共同发展的格局。

"新医改"还强调社区卫生服务中心的建设,使得社区卫生服务中心能够更好地提供疾病预防控制等公共卫生服务,以及一般常见病及多发病的初级诊疗服务慢性病管理和康复服务等,逐步承担起居民健康"守门人"的职责,从而形成"小病在社区,大病进医院"的明确分工,为居民健康提供充分的保障。

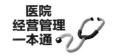

国外医院的现状

我国国务院于2013年9月发布的《关于促进健康服务业发展的若干意见》中提到进一步放宽中外合资、合作办医条件，逐步扩大具备条件的境外资本设立独资医疗机构试点，这意味着我国医疗服务对国外资本敞开了大门。那么，国外医院的管理现状又是怎样的呢？我们有必要进行了解，下面以美国和英国为例进行阐述。

1. 美国医院现状

美国是世界上私立医院规模最大的国家之一。有数据显示，公立医院占美国医院总量的15%，私立医院占85%，其中私立非营利性医院占69%，私立营利性医院占16%。从服务人数上来看，美国公立医院提供医疗保障的服务人群占到美国人口的27%，而私立医院提供的医疗服务覆盖人群则占到美国人口的58%。

由于医疗控费以及推进医院的精细化、信息化管理，美国不断涌现出大型医疗集团，有80%以上的私营医院从属于医疗集团。目前，美国各地规模最大、设施最好、医疗水平最高的医院都属于非营利性私立医院，而营利性私立医院则以覆盖多个地区、采取集中管理的中型连锁医院为主。

从医院管理上看，美国公立、私立医院都采取院长负责制，人、财、物运行高度自治，医院管理机构精简而高效，管理人员通常身兼数职。其中，美国私立医院的员工除医师之外都属聘用制，按照聘用合同管理。医师是自由职业人，不属于任何医院，但可以从不同的医院获取"入院特权"，从事多点执业。

2. 英国医院现状

英国采用的是典型的全民福利医疗体制模式，公立医疗系统服务覆盖了99%的人群，公立医疗消费占全国医疗消费总量的比重超过80%。在英国，"公立医院"可谓十分盛行。在这种情况下，英国的私立医院主要定位于高端服务人群，其医疗消费约占全国医疗消费总量的15%。

英国政府对私立医院予以大力扶持，比如鼓励私有资本投入医院建设，还明确规定，凡承担英国公民基本医疗和保障任务，尤其是为承担减轻公立医院压力、分流病人和缩短预约就诊时间等任务而设立的医疗机构（包括私立医院），都能享受减免税收或根据服务性质交纳低额税费的优惠政策。

另外，英国政府还允许私立医院自主收费，自主聘用医生，私立医院可以根据医院的设施设备、病人的风险程度及病人的服务需求制订收费标准；政府允许公立医院的医生去私立医院兼职工作。由于到私立医院兼职收入较高，因此大量的公立医院医务人员，尤其是有一定社会知名度的专家、专科医生会选择到私立医院兼职。

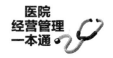

营利性医院与非营利性医院

　　根据是否以营利为目的，我国医院主要分为营利性医院和非营利性医院。从理论上来说，我国公立医院属于非营利性医院，公益性是其典型特征；民营医院包括营利性民营医院和非营利性民营医院。

　　无论是否营利性医院，民营医院成立的前提都是先取得卫生行政部门核发的《医疗机构执业许可证》。在此基础上，非营利性民营医院向民政部门（如民政局）申请办理民办非企业单位法人登记；营利性民营医院分别向民政、工商、税务部门申请法人和税务登记，与成立企业的流程相似。

　　应该说，对营利性民营医院而言，尽管追求一定的社会效益也是其目标之一，但是其经营目的更多的是获得投资回报，追求利润最大化，经济效益是其活动的准则。在这方面，营利性民营医院与企业几乎没有本质的区别；非营利性民营医院则主要体现为公益性，主要向社会提供基本的医疗服务，体现社会公平，推动社会进步，追求社会效益是其活动的准则。

　　在利润分配方式上，营利性医院在赢利后，投资者可以对税后利润分红以获得投资回报；非营利性医院不以赢利为目的，其收支、结余不能用于投资者分红与回报，也不能为其职工变现分配，所有利润和盈余只能投入医院的再发展中，可以用于购买设备，引进技术，开展新的服务项目或向患者提供低成本的医疗卫生服务。

在资产处置方面，营利性医院若因经营不善而终止服务，投资者可以自行处置其剩余资产；而非营利性医院终止服务后，其剩余资产只能由社会管理部门或其他非营利性医疗机构处置。

在享受政府财政补贴方面，非营利性医院，尤其是公立医院，一般可以获得不同程度的财政补贴；营利性医院一般享受不了政府财政补贴。

在医疗服务的价格标准方面，非营利性医院提供的医疗服务实行政府指导价，按照主管部门制订的基准价，并在其浮动范围内最终确定本单位的实际医疗服务价格；营利性医院提供的医疗服务则实行市场调节价，根据实际服务成本或市场供求情况自主制定价格。

总的来说，民营医院虽然有营利性和非营利性之分，但由于其资金主要来源个人或非公团体，为了确保医院的正常经营，往往实行企业化管理，上至院长、下至员工一般均为聘用合同制，从而在管理体制上确保资源配置合理化、潜能发挥最大化、社会效益最佳化。

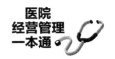

导致"过度医疗"的原因

所谓"过度医疗"，是指医疗机构或医务人员违背临床医学规范和伦理准则，没有为患者真正提高诊治价值，徒增医疗资源耗费的诊治行为。换言之，就是在治疗过程中，不恰当、不规范甚至不道德，脱离患者的实际病情而进行的检查、治疗等医疗行为。应该说，过度医疗是与道德相违背的，是法律以及相关制度所禁止的。

在现实中，造成"过度医疗"的原因有多个方面。通常情况下，经济因素是主要原因，比如，医疗服务的发展过于市场化，以药养医，医务人员的收入与经济效益挂钩，拿药品回扣，开单有提成等；医学本身的复杂性以及医生的诊疗水平也可能会导致"过度医疗"的出现；还有法律法规制度方面的原因以及医生的职业道德水平等因素。

"过度医疗"是一个世界性问题。据美国一份医疗杂志在2015年的统计结果可知，在美国每年4亿人次的门诊中，很多躯体症状与心理状态相关，接近75%的症状可以在几星期或几个月内自行缓解，根本无须治疗，而医生却进行了相关"治疗"。可以说，"过度医疗"在许多国家都存在，只是各国程度轻重不同而已。"过度医疗"现象的出现影响了医患关系，甚至在一定程度上影响了医院和医疗从业者的形象。

过度医疗的表现形式多种多样，主要形式如下。

（1）进行不必要的检查或反复检查。无论有无必要，医生都给患者开出几乎全套的检查项目，这不仅让患者多支付很多医疗费，还加大了检查过程对健康的损害。

（2）无病吃药，小病大医。在现实中，前往医院就诊的人未必都有疾病，有些人在心理暗示下会认为自己有"病"，就到医院去诊断，医患双方在疾病信息上的不对称性，再加上个别医生的职业道德有问题，导致了过度医疗的出现。

（3）绝症仍医。目前，世界卫生组织列出五类无法治愈的疑难杂症（又称"绝症"），包括运动神经元症（渐冻人症）、癌症、艾滋病、白血病和类风湿病，其中，白血病可能通过骨髓移植得到治愈。而其他一些绝症，当进入晚期时，就人类目前的医疗水平而言，几乎没有任何有效的治疗方法。这种情况下若介入治疗，则不但不能延长患者的存活期，反而可能会加剧患者的痛苦，甚至缩短其寿命。

那么，应该如何避免过度医疗呢？以下3个建议值得借鉴。

（1）从制度上根除"医药不分"，规避医生从开药上获得经济利益。医生负责诊断，患者凭医生开具的处方自主选择药店购药，这样医生没有了"开药获利"的动机，可以在很大程度上规避医生给患者"多开药、开贵药"。

（2）针对医患双方在疾病信息上的不对称，社会应普及医疗常识，医院也应该主动对公众进行健康和医疗常识科普，从而使患者有更多的知情权和选择权，避免被个别不良医生误导。

（3）社会应加大医疗福利，从而在一定程度上规避医疗市场化导致的过度医疗。举例来说，在美国，医生属于高收入群体，这通常意味着看病贵和过度医疗。在这种情况下，社会可以在适当情况下实施全民免费医疗或面向低收入群体的免费医疗，再结合一定比例的特需医疗服务，从而有效地规避过度医疗。

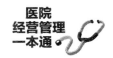

"看病难、看病贵"问题的背后

在"新医改"之前，针对广泛存在的"看病难、看病贵"问题，群众中流传着这样几个通俗的说法："挂号起五更，排队一条龙""致富十年功，大病一日穷""一人得病，几代受穷"等。由此可见，"看病难、看病贵"已经成为影响群众幸福指数与亟待解决的问题。

那么，是什么原因导致"看病难、看病贵"呢？

（1）医疗资源总体不足，配置不均衡。据统计，我国在"新医改"前的人均医疗卫生资源占有量排在世界100位之后，而且医疗资源的80%集中在城市，城市中又有80%的资源集中在大医院，大多数农村医疗点还停留在血压计、听诊器、温度计的"老三件"的水平。这使得到大医院就诊难，找专家看病难，尤其是基层群众看病难。

（2）医疗保障体系不健全，相当多的群众靠自费就医。我国虽然已初步建立了城镇职工医疗保障体系，但仍有不少城市下岗职工、失业人员、低保人员缺乏或没有医疗保障。

（3）公立医院运行机制出现市场化倾向，公益性质淡化。我们知道，公立医院在我国的医疗市场中占有主体地位，财政投入不足，加之监管不力，使得相当多的公立医院的运行机制越来越趋于市场化，依靠患者就诊收费维持运行和发展。还有些医院盲目追求"高收入",直接损害了患者利益。

（4）药品和医用器材生产流通秩序混乱,价格过高。由于我国过去一度对药品生产企业监管不力,一些药品生产企业出现虚报成本、肆意加价、以次充好、诱导医院买卖贵重药等现象。

另外,在"新医改"前,社会资本进入医疗卫生领域存在困难,多渠道办医的格局尚未形成,这也成为"看病难、看病贵"的原因之一。

为了有效缓解和解决"看病难、看病贵",我国在"新医改"中着手建立覆盖城乡居民的基本医疗卫生保健制度,包括建立多层次的社会医疗保险制度,如扩大城镇职工医疗保险制度覆盖面,加快推进新型农村合作医疗制度,对城市非就业人员、低收入人员及少年儿童,采取政府补助和个人缴费相结合的办法,建立以大病统筹为主的医疗保险,积极发展商业医疗保险,鼓励中高收入人群积极参保,加强城乡医疗救助制度建设等。

此外,我国还坚持预防为主的方针,加快公共卫生体系建设,建立国家基本药物制度,遵循安全、有效、价廉的原则,由国家制订基本药物目录,实行定点生产、政府定价、集中采购、统一配送的办法,从而有效降低患者的基本用药负担。

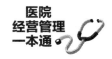

用什么挽救"谈医色变"

对很多患者而言，现在求医可谓有着救不起的急，生不起的病，不少家庭因病致贫，以至于人们一度"谈医色变"，使得医患关系趋于紧张，甚至令医务人员的人身安全也变得缺乏保障。

究其原因，主要是医疗价格高使患者难以承受，有些医生"向钱看"乱开治疗费用，有些医生对患者不负责任、救治不力等。一般来说，医院有定价权，医生有处方权。在医患矛盾中，患者通常处于弱势，要维护正常和谐的医患关系，医院、就医生应该努力为患者释疑解惑。

在现实中，确实有些医生把患者看成"摇钱树"，严重丧失医德，致使医患关系趋于紧张。站在医院的角度来看，医院需要进一步强化医务人员的职业化管理，从而在一定程度上扭转"谈医色变"的尴尬局面。

一般来说，职业化的核心理念是客户至上，让客户满意。对医生而言，职业化程度主要体现在医患互动中的6个关键词：人际交往能力、沟通能力、责任心、同情心、自信、一视同仁。

实际上，职业化就是在合适的时间、合适的地点，对合适的人说合适的话，用合适的方式做合适的事情。职业化不仅是工作方式的标准化、规范化、制度化，更是一种潜在的价值观和文化氛围。

　　职业化不仅看外在的着装、形象、礼仪礼节，更注重内在的责任心、敬业精神、心智模式和团队精神。医生不仅要用理性的态度对待工作，更需要精神力量的支撑，敬畏生命，尊重医学，充满人道主义精神。职业化不仅意味着知识丰富、技术过硬，更意味着需要充满自信和阳光、对细节和完美不懈追求。

　　最后，我们期待"医院倡功德，医生守医德，患者讲道德"在社会上蔚然成风，从而切实有效地改善医患关系。

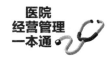

医院经营管理者要具备的观念

俗话说："观念决定行动。"一名优秀的医院经营管理者，通常需要具备以下12种基本观念。

1. 整体观念

医院由多个部门和科室组成，医院的正常运行需要各科室良好的协调与配合。医院管理者在考虑问题时，不要只站在自己所管辖的科室立场上，而要从整个医院的大局出发，从而达到整体最佳的效果。

2. 患者观念

在旧的医患关系中，医生与患者一般被视为"恩赐"与"受惠"的关系，由此导致了医生"高高在上"；在新的医患关系中，医生与患者之间是平等的关系，医院是服务方，患者是被服务方，以患者为中心是医疗工作的根本宗旨，患者有权利得到完善的服务。医院管理者，必须树立以患者为中心、一切为患者服务的思想，全心全意为患者服务。

3. 质量观念

医疗服务的工作对象是人，所以医疗质量的优劣会直接关系到人的生命安全和健康。医院的医疗质量与医院管理者对自己和对下级是否严格要求密切相关。为此，医院管理者要在工作中养成一丝不苟的作风，从而为下级做出表率。实际上，在质量上从严要求才是真正地爱护下级，特别是对待年轻医务人员更需如此。

4．时效观念

时效观念不仅应体现在对疾病的早期诊断和及时治疗、技术发展与技术更新、仪器设备的引进与使用上，还应体现在对急症和危重患者的抢救上争分夺秒，不失时机地采取必要措施，从而尽全力挽救患者的生命。

5．人才观念

医院管理者在人才管理上应高瞻远瞩，具有爱才之心、举才之略、用才之能、容才之量和护才之胆等优秀品格，为人才脱颖而出、尽快成长和后继有人创造条件，创造一个"英雄有用武之地"的良好环境，从而使专科人才在其位，尽其职，扬其长。

6．发展观念

医院管理者如果只盯着眼前成绩，不重视未来发展，那么医院即使在一个短时期内处于领先位置，也终将因缺乏发展后劲而落后。俗话说："火车跑得快，全靠车头带。"医院管理者作为医院的掌舵人肩负着医院发展的重任，是安于现状还是开拓创新，将对医院的建设和发展产生极大的影响。

7．效益观念

随着医院目标管理逐步由部分成本核算转向全成本核算，医院管理者需要强化经营意识，在日常医疗工作中，要充分开源节流，争取良好的经济效益。实际上，重视经济效益是为了保证医院本身的生存与发展，从而更好地为社会服务。

8．营销观念

一方面，当今社会是信息社会，患者每天接收到的信息铺天盖地，如何才能使患者有效接收到本院发出的信息，这需要专业营销；另一方面，巩固医院现有患者群体，避免患者的不必要流失，也需要持续地开展医院营销工作。可

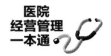

以说，仍然抱着"酒香不怕巷子深"观念的医院管理者已经落伍了。

9. 竞争观念

医院若经营不善，也会面临"倒闭"。可见，竞争无处不在，包括医疗行业。为此，医院经营管理者需要在工作中引入竞争机制，在公开、公正、公平的原则下，在医院内部形成相互砥砺的良性竞争局面，这对促进医院的建设和发展会大有裨益。

10. 法制观念

近些年来，医患关系紧张，医疗纠纷和涉及法律的问题日益增多。对此，医院管理者必须自觉地以医德、法律约束自己，谨防以权谋私或权力商品化，做到自爱自重、知法守法，学习和运用法律法规保护医院职工的权益，并以法律为准绳来规范全院职工的言行，以保障自身的权益与患者的安全。

11. 民主观念

医院管理者的专业知识和实践经验固然重要，但是，知识领域在不断扩大更新，个人的能力毕竟存在局限性。俗话说："智者千虑，必有一失。"所以医院管理者要重视集体的智慧，强化民主观念，团结全院职工的力量，从而更好地完成各项工作任务。

12. 公益观念

不管是公立医院还是民营医院，是非营利性还是营利性医院，医院承担社会责任、重视公益性都是不容忽略的应有之义。尤其是公立医院，必须始终不渝地坚持公益性的办院方向；民营医院在追求经济效益的同时，也不能忽视医院的公益性。

用精益管理改进医院运营

精益管理是指从客户的角度出发，充分利用资源和人员的知识技能，以创造出最大价值的一系列概念、原则和工具。将精益管理理论运用于医疗组织，首要问题便是如何在追求资源利用最小化和技术知识利用最大化的同时，尽可能为患者创造最大的价值。

成功运用精益管理的一个范例就是丰田汽车公司。通过实施全产业链的精益生产方式，丰田目前已成为世界排名第一的汽车生产公司。对于精益管理，丰田公司进行了更为简洁的诠释：彻底消除浪费，尊重员工。在丰田看来，只要有一个环节不够优化，就会造成浪费；企业是由人组成的，人的主观能动性会对浪费与否有着直接和巨大的影响。

医院的价值最终在患者身上体现。为此，医院的大部分行动和优先任务应当围绕患者展开。比如，在患者接受门诊手术时，对患者家属而言，能在手术期间随时了解患者的准确状态，从而减少焦虑心情，可能就是一种价值的体现。总之，医院要以"患者为中心"去定义和实现价值。

实际上，在医院服务患者的过程中，价值并非一个点，而是贯穿于一个过程之中，可以被称为"价值流"。例如，当一位患者到急诊部门时，任何医院面临的都是解决问题（找出患者的病因）、信息管理（搜集、管理患者的个人

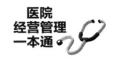

资料或诊断信息）和患者在院期间的整个身体治疗流程等。这个例子中的价值流就是病人从入院到出院这段时间内，在不同科室的所有治疗过程的总和，而并非仅限于在急诊部门的治疗过程。此外，价值流还可能包括从医院为病人提供转诊服务到转诊完成后医院成功收取相应服务费用之间的所有时间和步骤。

医院推行精益管理的最主要目的是提升医疗服务质量，提高患者的安全性。有些医院基于可预防的过失，使得患者受伤害、被感染，甚至死亡。在传统的医院管理中，医院可能会将这些过错归咎于个人，仅仅惩罚与解雇犯错误的人，却并非改善管理系统。我们与其痛斥个人，不如注重团队合作，共同努力，主动预防。

一家真正的精益管理医院，应该使精益战略和医院的战略、目标紧紧地整合在一起，要根据患者数量、实际工作量以及时间需求来确定员工数量，从而确保工作的安全和高质量。

精益管理医院应该总是富于热情且认真地对待患者、家属和来宾，提供完美的、无损害的医疗服务，同时尊重患者和他们的时间。

精益管理医院应该认为员工无论对于患者，还是对于医院，都是真正的价值源泉，而非简单的成本支出，不会给员工安排太多的工作，以便让员工高质量地完成相应的工作。

精益管理医院会认为每一个过程中都存在损耗，因此要致力于持续地改进和解决根本问题，永远不会安于现状，总是努力变得更好。

第二章 市场定位要接地气

当前，在中国医疗市场上，公立医院在市场份额上占据着绝对优势，而民营医院很大程度上是在市场"夹缝"中生存。因此，对于民营医院而言，要想获得发展，就需要充分了解竞争对手，准确地做好市场定位，在某一方面树立自己的品牌，充分运用专业化、特色化服务和高效率来赢得患者。

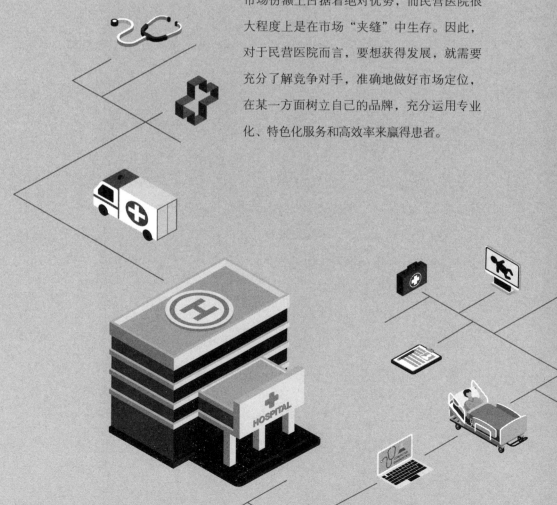

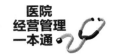

医疗市场中的尴尬问题

据统计，我国从2005年到2014年，每千人床位数从2.62张增长到4.85张，增幅超过85%；而我国卫生总费用占GDP的比重，从1995年的3.5%增长到2014年的5.56%，增幅将近59%。可见，我国的床位数逐年大幅增长，而卫生费用近20年的增幅还远低于床位数在10年间的增幅，这说明供应端增长速度较快的床位数因支付端财务不足造成了相对过剩，也昭示着我国医疗市场竞争的激烈。

当前，随着我国"新医改"的不断深入推进，政府通过放宽社会资本办医准入（如鼓励和支持社会资本创办各类医疗机构，鼓励社会资本参与公立医院改制），以及进一步改善社会资本举办医疗机构的执业环境（如税收优惠政策、医保定点制度）等，不断降低社会资本办医门槛，推动社会资本进入医疗市场，调整医疗市场格局，促进公立医院与民营医院的和谐发展，激发医疗市场活力，改善医疗市场供需关系，从而最大限度地满足百姓的医疗服务需求。

实际上，相对于掌握了核心技术、人才资源和品牌影响力，并具有强大先发优势的公立医院而言，民营医院的竞争环境还是比较恶劣的。再者，随着公立医院凭借以往积累的优势不断扩大规模，民营医院将承受更大的竞争压力。

任何企业要想做到吸引市场中所有潜在购买者往往是不切实际的，这个说法也适用于每一家医院。医院只有不断细分医疗市场，从中辨识和选择出合适的目标市场，并精准地制定市场战略，才能最终在"小众市场"里获得成功。

此外，在当今医疗市场，一些民营医院还存在过于重视盈利、短期回报的问题。有的医院宣传广告存在虚假嫌疑；有的医院不惜在媒体广告上大力投入资金，在医院内部管理上却重视不足，结果令患者一上门就感到"受骗"，从而不利于医院的持续发展；有的医院内部氛围欠佳，造成比较紧张的医患关系；还有的医院内部缺乏相应的信息管理系统，办公效率低下。

总之，医疗市场中存在的诸多问题，与医院能否对自己进行精准定位是息息相关的。对此，医院务必明确自己要面对怎样的患者群体，要做一家什么样的医院，要为患者提供什么样的医疗服务。可以说，定位精准而清晰，是医院走向医疗市场过程中的关键一步。

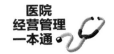

怎样细分医疗市场

市场细分是指依据某些因素把某个市场的购买者群体划分为不同种类，并为各类购买者群体提供相应的产品、技术、服务和营销组合。医疗市场是由患者、健康需求者等群体组成的，他们有着不同的需求、年龄、资源、收入、职业、文化程度、对健康的重视程度以及医疗习惯等。可以说，其中任何一个变量都能够用来细分一个市场。

我们进行市场细分是为了更好地找到目标顾客群体。医疗市场细分通常有以下四种形式。

1. 战略式医疗市场细分

这主要是为了保证能将健康需求不同的顾客划归于某一个细分医疗市场内，并为之制定相应的营销策略。举例来说，假如你是一位门诊部主任，不能为了照顾老关系的一般患者而置急重症患者于不顾；在面对变化极快的危重患者时，应该像对待老关系患者那样不催收押金就进行治疗。

通常来说，那些经常需要医疗服务的低风险或守信用的健康需求顾客往往是医院的医疗目标市场，医院需要对他们进行密集性营销。与此同时，医院还应该努力与患者之间建立起一种一对一的服务关系。

不过，在实际操作中，医疗市场细分不能过细，否则易引起细分医疗市场间的重叠，使得患者顾客因受到太多麻烦或限制而无所适从，还会使总体策略复杂化。

2. 解析式医疗市场细分

这主要是为了识别医院到底拥有哪些健康需求顾客群，以及他们的医疗需求究竟是什么。比如，我们可以从类似问题入手：医院拥有什么类型的患者及健康需求者？他们的医疗行为方式和特征如何？他们最欢迎的科室、技术和服务是什么？解析这些问题，有助于我们加深对患者需求的了解，进一步奠定医疗市场细分的基础。

3. 反应式医疗市场细分

我们除了被动等待有治疗需求的患者主动找上门来，还需要主动吸引潜在或直接的患者顾客前来就诊。为此，医院要考虑患者最可能被哪些促销方式，如公益活动、义诊、健康课堂等激起健康需求欲望并付诸实施。

一般来说，反应式医疗市场细分成功的标准取决于医疗促销活动的效果，这主要包括两个方面：一是健康需求顾客的反应率是否与预期的相符；二是患者顾客的最终医疗行为消费额是否达到目标疗效。

总之，反应式医疗市场细分既要站在患者顾客的角度组织营销，还要考虑患者的真实疗效，只有这样才能增强患者顾客的信赖度。

4. 忠诚式医疗市场细分

确定哪一个或哪几个健康需求顾客群（现实的或潜在的）的忠诚度，将影响到医院的社会效益与经济效益。为此，医院在确定健康需求顾客群后，就要根据他们各自的情况来制订相应的营销方案，包括：医院的技术优势与品牌，医院与他们的一对一关系的管理与维护，医院适当为该患者群体投入更多的资源等。通过这些努力，医院可与这些健康需求顾客群保持一种互相认同的、特殊的、长期的、互惠互利的稳定关系。

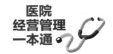

如何对医院进行定位

医院的市场定位是指医院根据患者、潜在患者和自身情况，分析自己与竞争对手在医疗目标市场上所处的位置，以便为本医院的医疗技术和服务项目确定一个有利的竞争位置，并制定一套有效的医院营销组合策略。

在实际操作中，根据医疗需求的差异性，为患者提供差异性服务，创建有竞争力的特色专科，是医院占领医疗市场的有力武器之一。通过市场定位，医院的技术与服务在社会公众中占据相应的位置，营造出特定形象，从而促使患者的就诊行为朝着有利于医院的方向发展。

通常来讲，医院定位依赖于医院的医疗技术与服务的交付价值。实际上，患者是否选择医院就诊，往往会视医疗成本、价值、医疗技术质量与服务的优越交付价值而定。在这方面，我们有这样一个公式：

医院优越交付价值＝医院提供给患者的全部价值—患者就医全部成本

在上面的公式中，"医院提供给患者的全部价值"包括医疗技术水平价值、质量价值、服务价值、人员价值、形象价值等，"患者就医全部成本"包括货币支出价格、时间成本、精神成本、交通成本等。

患者选择哪家医院就诊，往往就是对上述成本和价值进行比较的结果。为了便于对这些价值和成本进行分析，我们将医院的价值活动分为两类，分别是医院基本活动和辅助活动。其中，医院基本活动涉及诊断治疗、护理、辅助检查、药械、后勤、医院营销、服务与管理等一系列活动；辅助活动包括医院基本结构、人力资源管理方式、医疗新技术引进、外出进修学习、医院采购及其他职能等支持基本活动的价值活动。

医院可以将上述有价值的活动整合为一条价值链，比如将诊疗分为门诊、病房、院前教育、院后随访、社区慰问等，通过价值链中的各项活动来强化价值，削除不必要的成本，最终提升患者的满意度。

另外，医院在做好上述价值活动的基础上，一般会进行自我精准定位，具体步骤如下。

1. 确定市场定位的层次

医院要考虑自己的医疗地位（如技术、特色、服务）在整个医疗行业中的位置，考虑当地服务半径及目标群体。一些规模较大、综合性强的医院还需要在组织机构、科室建设、服务特征方面进行必要的定位。

2. 明确定位特征

医院在确定市场定位层次后，就需要针对目标医疗市场确定一些具体而鲜明的特征，比如"安全有效"就是医院的一个最重要特征；医院还可以在专科特长、医护人员服务态度、价格、方便性、舒适性等方面予以归纳。可以说，医院的定位特征是形成定位的基础。

3. 评估定位选择

医院在具体定位上往往有3种选择。

（1）针锋相对式定位，即医院靠近现有的竞争者或其重合的目标医疗市场予以定位，从而获取同类的目标患者。这种定位一般适用于技术、设备、就医环境、资金实力都比较强的医院。

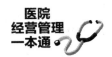
（2）填补空缺式定位，即医院避开与竞争对手直接对抗，而是开拓新的专科或服务领域，这一般适用于综合实力小于竞争对手的医院。

（3）另辟蹊径式定位，是指医院对于已提供的医疗技术与服务进行再定位，丰富其内涵，这一般适用于同竞争对手势均力敌的医院。

在具体实施中，医院无论采取哪种定位方式，应确保定位是独一无二的，最好能设计或创造出差异性。

4．执行定位

医院要通过与所有患者和健康需求者显性的、隐性的接触来表达定位，比如，建立与医院定位相一致的形象，使得患者对医院的定位认同、信任和忠诚，增强患者对医院的了解，使患者加深对医院的感情，坚决矫正与医院定位不符的任何做法等。

最后，医院的市场定位通常基于详细的市场调查，尤其要考虑医院的服务半径。不同的服务半径，会使得患者源的数量差异极大，一般来说，随着医院的发展，其服务半径也会不断扩大。医院在确定服务半径后，需要对服务半径中的目标患者群、主要竞争对手进行详细的调查，通过对服务半径中的患者数量、分布、特征、收入情况、各医院的收费水平等方面进行大量调查，来确定切合医院自身的定位，从而促进医院的健康发展。

你了解竞争对手吗

在现实中，竞争无处不在，医院也同样如此。那么，医院在分析竞争对手时，应主要考虑哪些问题呢？我们归纳了以下4类问题，仅供参考。

1. 和谁竞争

医院管理者必须清楚这几个问题：谁是目前的主要竞争对手？谁是潜在的竞争对手？过去半年、一年中，竞争对手的主要活动是什么？未来竞争对手的行动计划是什么？

竞争对手是必然存在的。为此，医院要结合自身定位，确定相应的竞争对手。医院要深入地了解竞争对手医院的管理层、经营层，如院长、副院长等高级管理者的变动及经营理念、经营方略等信息，了解其内部组织结构、人力资源配备方面的变动和调整，了解其主要科室的专业特长、价格、宣传资料等。医院还可以请第三方机构进行市场调研分析，从而了解竞争对手的相关情况。医院要本着公平、公正、公开的原则去竞争，目的是促进整个医疗行业更健康地发展。

2. 在哪些方面竞争

所谓在哪些方面竞争，主要包括这样几个问题：医疗市场份额如何分配？主要竞争对手的医疗市场在哪里？各细分市场的份额如何？各个竞争主体在相

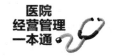

应的竞争层面上有哪些优势？

医院做到"知己知彼"，才能在竞争中胜出。为此，我们应该了解竞争对手的情况，包括：医疗质量、专家骨干、学科建设、学术水平、护理素质、服务因素、资金实力、人力资源、薪酬体制、绩效考核、医院设备、就医环境、经营能力、关系网络、创新能力、医院文化、品牌影响等。

3. 靠什么竞争

靠什么竞争主要包括这样几个问题：本地医院的核心竞争力主要体现在什么地方？各个竞争主体有无核心竞争力以及体现在哪些方面？最具有核心竞争力的医院是哪家？其核心竞争力体现在什么地方？

俗话说"打铁还需自身硬"，我们要想超越竞争对手，就需要在竞争的要点上持续夯实，为患者提供更好的医疗服务，从而获得患者的认可与青睐。

4. 如何竞争

如何竞争主要包括这样几个问题：医院的市场在哪里？如何做市场定位？主要优势在哪里？医院未来的定位如何？未来的医疗市场在哪里？如何发挥现有的优势以弥补目前的不足？

在具体的竞争环节中，医院应该利用成本优势，凸显给患者带来的价值；实施专科化治疗，专注于某一特定专科领域，提供比竞争对手更好的技术、设备与医疗服务；增强医疗服务特色，为患者提供更好的差异化服务。

最后，医院要获得竞争优势，一般有两种途径：一是在整个行业中成为综合成本最低的医院；二是在医疗技术和服务上形成与众不同的特色，做到人无我有，人有我优。基于这样的认识，医院可以切实结合自身的定位，以形成有效的竞争策略。

中小医院的生存之道

在市场经济的大环境中，医院之间的竞争也日趋激烈，市场机制被不同程度地引入医疗领域。综合实力较弱的中小医院，如何在市场竞争中站稳脚跟，甚至在某个领域取胜呢？这就需要中小医院精准定位，积极作为。具体做法包括以下几个方面：

1. 提升服务质量，建立和谐的医患关系

一方面，由于设备简陋、技术力量薄弱、服务质量不高等因素，因此中小医院往往难以获得患者的认可。另一方面，很多患者只知道一些大医院，却并不了解知名度不高的中小医院也具备若干医疗特色。

其实，不同级别的医院，在竞争中的要素是有区别的，比如，三级医院之间的竞争要素是规模、设备、技术、专家；二级医院之间的竞争要素是优质服务、特色服务和特需服务；小型医院的定位在于提供基本医疗、预防、保健、康复等服务，竞争的要素是方便、及时、周到、亲切、便宜、有效、安全、舒适、持久的优质服务。

可见，中小医院赢得患者信任的决定因素不完全是设备、技术和专家，周到的优质服务更是不可缺少的。实际上，优质服务是构建和谐医患关系的关键。在现实中，不少患者常托关系来看病，本质上还是对医院、医生的信任度

不够。如果医务人员能主动与患者交朋友，把患者看成是亲人、朋友，就能赢得患者的充分信任，这有助于医院迅速占领医疗服务市场。

因此，在医疗服务工作中，中小医院尤其要注意树立和规范主动服务、全员服务、全面服务、全程服务的意识，不仅要对患者负责到底，还要为患者集中提供医院的资源，从而举全院之力精心服务好患者，这才是赢得患者、提升社会知名度的关键。

2. 以人为本，落到实处

中小医院要特别关注患者的潜意识需求，并将为患者提供优质服务予以制度化，让患者支付的就医费用发挥最大的效益，尽可能减少质量风险，让患者放心、安心。中小医院还要做好"医后服务"与"医疗质量随访"，了解患者对医疗服务的满意度，关心服务的每一个方面和每一个过程，坚持把实惠带给患者，把服务送到家，把健康保到家，使"患者至上"的理念落到实处，杜绝空谈。

3. 中小医院要注重精准定位和特色经营

中小医院不要盲目与大医院攀比硬件设施，要了解自身长处与短处，根据医院级别满足患者相应的层次需求，中小医院尤其要关注慢性病的预防与疾病的康复，以及与日激增的预防和保健需要。另外，特色优势学科也是中小医院发展的重要亮点，有助于中小医院培养特色科室，发展自己的技术特色，从医疗市场竞争中脱颖而出。

医疗行业的市场调研

医疗市场调查研究是现代医院经营管理中的一个重要手段，它通常以系统的科学方法（如抽样设计）搜集与医院有关的医疗市场资料，并用统计方法得出相应的研究结果。

一般来说，医疗市场调查研究有狭义和广义之分。其中，狭义的医疗市场调查研究是指针对患者就医需求所做的调查研究；广义的医疗市场调查研究不再局限于患者的就医行为，而是将调查研究范围扩大到医院经营的每一个阶段，包括医院经营管理所有的功能、作用，都可以成为调查研究的对象。

医疗市场调查研究往往有定性和定量两种调研方式。其中，定性调研是对本质的探索，不能在较大的人口基数上泛泛地进行；定量调研通常是随机抽样调查，可以在较大的人口基数上进行，从而在大量调研数据的基础上统计出结论。

当今医院经营管理者都很重视医疗市场调查研究，单凭个人灵感或直觉主观的经验式管理正在成为过去，因为那种传统的管理模式已经难以适应如今激烈竞争的医疗市场。因此，掌握足够而重要的医疗市场信息，据此研究拟订经营策略，是医院经营成功的先机。

在实际工作中，医院可以自己做调研，也可以间接或直接地选择一些咨询公司协助做调研。当然，无论医院通过什么样的主体去做调研，都要按照调研

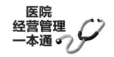

的基本程序来做，具体包括4个步骤：确定问题和调研目标；搜集二手资料信息；搜集初级资料信息；资料分析和报告陈述。

通常情况下，医院进行调查研究的目标范围主要有4个方面：医疗广告调查研究，如广告文稿调研、广告效果测评、广告效益分析等；医院管理调研，如医院发展趋势研究、内部员工研究、薪酬制度与绩效考核研究等；专科建设调研，如专科医疗质量情况、专科技术水平测试、专科影响力研究等；医院经营调研，如医疗市场潜力衡量、就医渠道分析、医院定位分析等。

在搜集资料时，初级资料与二手资料的区分标准在于是否以"已有"为依据，凡是已有的各种资料信息都是二手资料，凡是需要通过调查才能得来的原始资料都为初级资料（也称一手资料）。由于二手资料一般是现有的，其获得成本相对较低，所以医院在开展调查研究时，总会先搜集相应的二手资料，在必要时再组织人力搜集初级资料。

二手资料的来源通常比较广泛，主要分为医院内部二手资料和外部二手资料。在实际调研过程中，二手资料搜集一般会与初级资料搜集相结合。

一般来讲，初级资料的搜集有普查与抽样调查两种方式。普查是指对调查对象全部予以调查；抽样调查只抽取部分调查对象进行调查，并以此部分调查结果代表全部调查对象，以作为研究全部调查对象的依据。在实践中，初级资料的调查往往以采用抽样的方式比较普遍。

初级资料的搜集方法有多种，常见的有：访谈法，即医院派出访问员或合作方的市场调研人员直接访问受访者，当面询问问题，搜集所需资料；电话访问法，即访问员给受访者打电话进行问卷访问；电子邮件问卷法，是指以电子邮件的方式传递问卷给受访者，由其自行填答与回复；观察法，由调查人员或仪器在调查现场直接观察、搜集所需资料，比如用观察法搜集竞争对手的门诊量等；展示会法，是指让受访者亲身参与体验，并要求受访者回答有关问题，比如组织体检活动，让受访者亲身体验测量血压、健康咨询的过程，然后询问受访者对医院的诊疗技术、服务态度的感受等。

　　初级资料的一系列搜集方法各有利弊，医院可以根据自身实际情况，采取合适的搜集方法。

　　医疗市场调查研究的最后一个步骤是汇总分析，得出有意义的结论，从而为决策提供依据。通常情况下，医院调查研究得出的分析报告尽量用数据、图表等直观的方式进行表达，使得调研报告更易于理解。

　　调研报告一般需要清晰地阐明这些问题：调研目的或主要想解决的问题；调研问卷设计；样本特征；清晰地陈述定性或定量得出的调研结果；建议的实施方案。

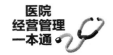

医院内部的摸底调研

医院内部基本情况调查不仅是医疗市场调研的基本内容，还是医院自我经营诊断的一项基础性工作。通常来说，医院内部情况调研的内容主要包括以下几个方面：

1. 总体规模

医院的总体规模涵盖多个指标，比如医院的隶属关系、体制结构、投资状况、床位数、员工总数、人员特征、地理位置、未来发展空间等。

2. 基础设施

医院在对内部基本情况进行调研时，要对医院的基础设施有比较详细的了解，包括医院的占地面积、建筑面积、每张床位占用的建筑面积、医院绿化面积、患者的就医环境、院容院貌、标牌指示、活动场所等。

3. 组织结构

这主要包括医院的管理体制（如院长负责制），一般情况下，中等规模的医院普遍设立这些部门科室：行政职能部门，如院长办公室、医务部、护理部、财务经营部、人力资源部、市场部、后勤保障部、公共关系部等；临床业务科室，如内科及其分科，外科及其分科，妇科、产科、儿科及其分科，中医科，皮肤科，眼科，口腔科，耳鼻喉科，麻醉科等；医技业务科室，如放射科、检验科、CT室等。

4. 财力资源

医院的财力资源主要指医院的经济来源、财务状况和医院的业务收入状况。就经济来源方面来看，我国的非营利性医院主要是业务收入与财政补助。财政补助又主要包括医院开办和发展建设支出、职工基本养老保险制度建立之前的离退休人员费用、临床重点学科研究、由政策因素引起的基本医疗服务亏损补贴等。我国的非营利性医院一般不享受财政补贴，医院发展的再投入只能靠投资者的资金注入和业务收入盈余。

我们在了解医院的经济来源后，还要分析医院业务收入的结构，比如医疗设备检查费、药品费用等在医院总收入中占的比例，以及医院的最终业务结余、资产负债率等。我们还要分析医院的各成本及支出情况，从而比较全面、客观、公正地了解医院的真正财力状况。

5. 人力资源

我们需要明确的是，人力资源是医院的第一资源，全面盘点和了解医院的人力资源状况，对于医院经营管理有着重要的作用。这主要包括医院的人员总数、学历构成、职称情况、业务水平、外出进修情况，以及人才梯队建设、激励和约束机制、人才的选拔与任用等。

6. 学科情况

可以说，医院的医疗学科水平是医院的核心，只有明确医院的学科优势，掌握医院能够开展哪些医疗学科项目，哪些属于常规的医疗项目，哪些是就医者需求量大的项目，哪些属于就医者需求量小的项目，哪些项目经济效益好，哪些项目经济效益弱等情况，才能为医院实现社会效益和经济效益的和谐发展奠定基础。

7. 服务状况

医院的服务状况主要包括医院的服务范围、服务对象、门诊人数、住院人

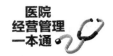

次、各种手术量、病床使用率、病床周转率、诊断符合率、治愈率、院内感染率、患者满意度、投诉人次及医德医风状况等。

8. 管理状况

医院的管理状况主要指医院的内部运行机制、医院对重大或突发事件的反应和处理能力，以及医院管理制度的执行情况，整体的管理水平和管理效益等。

总之，做好内部情况调查，搞好内务，练好内功，是医院进一步提升患者满意度，改善和提升医院整体形象的首要工作。对此，医院经营管理者必须重视。

患者满意度调研

患者满意度调研是医院经营管理中一项常见的调研项目，它有助于我们进一步改善医患关系与提升医院的口碑。当前，医院进行的患者满意度调研主要是衡量患者及其家属所感受医疗技术服务与其期望值之间的符合程度。

医院在进行患者满意度调研时，必然离不开倾听患者的意见。在实践中，医院倾听患者的意见主要有以下途径。

1. 服务业务回访

这通常是一种定期的质量回访，一般每年进行一次，由医院的员工（最好是医院科室负责人）同医院的长期患者进行会谈，询问患者在过去的一年中对医院的满意程度。医院高层管理者抽出时间与患者进行面对面会谈，这本身就表明了医院是真诚关心患者的，对改善医患关系有着重要作用。

2. 患者提供的评价与不满

对于一些患者提供各种正面或反面反馈的意见，尤其是主动给医院提意见的患者，医院应该给予足够的重视。通常来说，给医院提意见的患者，无论所提意见对医院是否满意，均表明了患者希望维持医患关系的倾向。否则，患者直接寻找另一家医院即可，没有必要再向医院吐露自己的心声。因此，对于患者提出的意见无论好坏，医院均应加以重视并记录在案，感谢患者为关注医院

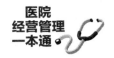

发展付出的时间和精力，并尽快为患者做出满意的答复。

3．焦点群体和深入访谈

医院的焦点群体通常是长期慢性病患者，如心血管病患者、糖尿病患者、肿瘤患者等。医院与这些患者进行一对一互动，有助于彻底了解患者对医院的看法，为下一步改进工作做好准备。

4．患者建议小组

医院可以在每季度组织一个患者建议小组，由该小组向医院反馈各种信息，包括本医院的信息和竞争对手医院的信息，以及医疗市场的动向。这有助于使医院不断获得新的视角和观点，使得小组成员将自己视为医院的"熟人"与"顾问"，而不仅仅是患者。

5．项目调查

医院每完成一个对患者的诊疗项目时，可以向患者发放一份调查问卷，从而了解医院在服务过程中的优点和缺陷，比如诊疗项目的完成是否及时，患者对诊疗结果的满意程度等。通过这类调查，医院可以发现一些可能被忽略的问题，从而及时实施服务改善计划。

6．问题跟踪调研

对于一些比较棘手的问题，其解决过程往往是渐进式的。因此，医院如果在倾听患者意见时发现还存在一些需要后续跟进的问题，就要进行必要的集中式调研，直到问题被解决为止。

7．流失性患者调研

对于那些转到其他竞争对手医院就诊的患者进行调研，往往是很多医院所忽视的一个环节。通过对过往患者调研，医院就可以弄清失去患者的原因，医院如何做才能提高患者满意度，从而使得医院有较高的患者保持率。

总之，进行卓有成效的患者满意度调研，不断提升患者满意度，是医院的一项长期性基本工作。医院经营管理者要予以足够的重视。

案例：南方医院惠侨楼

南方医科大学南方医院惠侨楼（简称"惠侨楼"）坐落在风景秀丽的广州市白云山东麓麒麟岗，创办于1979年，是我国开办最早、规模最大的专为港澳台同胞、海外侨胞和国际友人提供医疗、保健、康复服务的现代宾馆式综合医疗机构。截至目前，惠侨楼累计收治了来自91个国家和地区的11万余名海外各界人士，被誉为"全国特需医疗服务第一楼"。

惠侨楼成立至今，其成功的关键在于精准的市场定位。医疗市场竞争的目的就是争夺医疗服务的需求者。深刻认识医疗服务的需求特点，有助于从深层次认识医疗服务市场的规律，把握市场需求趋势，以便制定正确的市场营销策略。

随着社会经济的发展，在医疗市场中，人们对医疗服务的需求呈现广泛性、多样性、层次性、品牌性等特点。惠侨楼瞄准涉外医疗，主要服务于海外患者，可谓定位明确。

在有了清晰的定位后，惠侨楼进一步细分目标市场，包括分析患者群体的国籍、收入、风俗习惯、价值取向等，以设计相应产品。我们以惠侨楼的会员服务为例，医院通过逐步搜集掌握会员甚至陪伴亲友的资料信息，建立研究对象的档案库，除一般属性和健康资料外，还包括文化背景资料（如患者宗教信

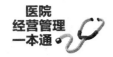

仰、饮食上的特殊要求、风俗习惯等）。

为了确保会员利益，彰显会员身份，优化他们的消费体验，惠侨楼的医疗区内"惠侨卡贵宾优先"标识随处可见；停车场还设有"贵宾专用停车位"，餐厅设有"贵宾专用席"。可以说，惠侨楼在各个环节均体现出贵宾顾客与普通就诊患者有差异的个性化服务。

惠侨楼为了扩大服务人群，达到增加服务量和知名度的目的，从成立伊始就不断在市场定位上进行调整，包括先将惠侨楼定位为"涉外医疗"，接着是"会员制医疗"，然后是"特需医疗"。

作为我国一家公立医院的特色医疗中心，惠侨楼在成立伊始，以面向海外患者为契机，提供了优质的涉外医疗服务，受到无数海外患者的称赞。这与惠侨楼精准的市场定位是分不开的。

第三章　医院的学科建设

当前，不少医院在学科建设中存在"市场定位不清晰""两头大中间小的哑铃型人才结构（人才队伍或老或少）""学科内部一盘散沙，专家们各自为政""医疗质量不稳定"，以及"医疗技术水平不高"等问题。其中，一些民营医院更是面临学科发展时间短、学科整体实力不强等困局，需要改进学科建设。

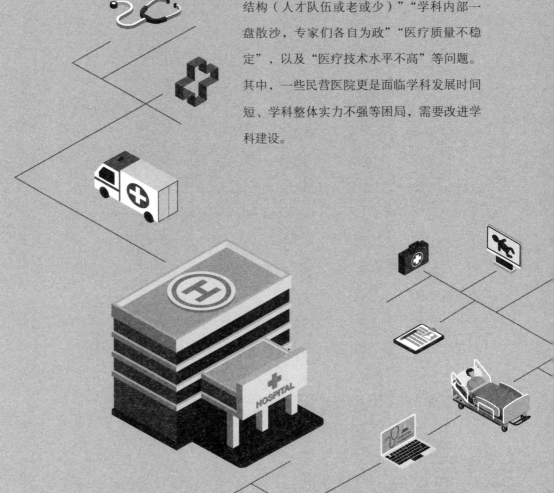

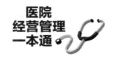

医院学科建设的重要性及其6个原则

学科建设是指医院根据学科发展趋势进行规划，建立学科队伍，组成合理学术梯队，改革教学计划、提高教学水平，培养高层次人才，确立科研方向，建立研究基地以及组织科研工作，从而提高临床服务质量。

学科建设是医院建设中的重要组成部分，并贯穿于医院的整个发展建设过程中，它不仅代表医院的水平与特色，还决定了医院的竞争力和发展后劲，是医院可持续发展的基础和内在动力。

一般来说，医院的学科建设在社会上具有一定知名度和美誉度，才能进一步产生品牌效应。因此，医院要实现发展目标，学科建设可谓是基础。因此，医院要统一思想认识，围绕医院如何开展学科建设的问题，群策群力，让医院全体员工参与到促进学科建设的过程中来，摒弃故步自封的思想，增强协作意识，在医院内营造全员参与和关心学科建设的良好氛围，从而让提高学科建设水平成为医院全员的自觉行为。

一个优秀学科的发展方向是明确的、相对稳定的，在一定区域内可以起到表率作用。为此，医院学科在普遍建设的基础上，还要有重点地选择基础好、影响力大的学科进行重点投入，从而形成优势学科。在这方面，对学科发展的趋势判断是确定学科方向的理论基础。

医院学科建设的根本和关键是人才，抓好学科带头人的培养和人才梯队建设是学科建设的重中之重。因此，医院可以运用人才引进机制和自身人才队伍建设及激励机制，将具有良好的医德医风、较高学术造诣、开拓创新能力和组织管理水平的医务人员选拔到重要岗位上，并加大考核力度，实现奖惩分明、优胜劣汰的用人机制，激励他们不断积极向上，做好学科带头人的培养。

基于学科建设对于医院的重要性，医院在学科建设中必须遵循6个原则，具体如下。

1. 系统性原则

医院学科建设涉及科学研究、人才培养、硬件设施等多个要素，是一项具有综合性、长远性的基础工作，需要各科室的通力合作以及大批医务人员长期不懈地辛勤耕耘。因此，医院开展学科建设时务必坚持系统性原则，协调好各相关科室之间的关系，从而形成合力，提高学科建设的质量和效益。

2. 适应性原则

医院学科建设要主动适应医学发展规律，积极推进医教研合作，充分发挥学科在人才培养、科学研究和社会服务中的重要作用。其中，医院要坚持创新，在学科建设中不断开辟新的领域和新的研究方向，还要积极走自主发展的道路，增强自我发展的能力，对各学科要优胜劣汰，从而及时做好学科升级。

3. 发展性原则

医学是不断发展的，人类的需求也是不断发展的，这就决定了医院学科建设不可能一劳永逸。因此，医院唯有不断调整学科结构，提高学科水平，催生新的学科发展点，才能适应社会和医学发展的需求。

4. 重点建设原则

辩证唯物主义认为，事物存在主要矛盾，也存在次要矛盾，这就要求我们做事时要区分主次，从而更好地分配力量。任何一家医院的资源都是有限的，

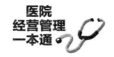

如果在学科建设中不分主次，盲目追求"齐头并进"，则势必造成资源分散，难以推动学科建设产生质的突破。因此，医院学科建设应该突出重点，对医院重点学科、重点方向、重点带头人、重点基地等进行优先建设。

5. 突出特色原则

尽管医院的学科一般都是根据国家的学科目录进行设置的，但是不同医院的同名学科往往会有不同的特色。如果一家医院有一个或几个独具特色的学科，这家医院就会在一定区域产生影响，从而更好地在市场竞争中立足。所以，医院在学科建设中应该突出特色，做到"人无我有，人有我优，人优我特"。

6. 生态优化原则

随着科技的发展，虽然知识划分为各种不同的学科，但这些学科并非绝对割裂，而是在一定程度上相互依存、相互联系的。如果我们孤立地建设一个学科，而忽视了学科之间的联系性，那么该学科即便取得暂时性发展，也会难以持久，更不可能形成良好的科学环境。因此，医院的学科建设要形成合理的学科结构，尽可能在同一学科门类内形成由主干学科、支撑学科、配套学科、相关学科、基础学科、交叉学科同存共荣的、结构优化的学科生态系统。

学科建设要以市场为导向

医疗行业本质上是技术和劳动高度密集的服务行业，医院和医务人员的价值必须通过满足客户需求和为患者创造价值来实现，其中，医院学科是为患者服务的基本单元。因此，在学科建设上，医院只有以市场为导向，才能为学科发展提供源源不断的动力。

那么，医院在选择学科，建设自己的学科体系时，需要考虑到哪些因素呢？我们应该注意以下6个方面。

（1）患者要充足。医院各学科都是为患者服务的，如果没有患者，学科就失去了服务的对象，甚至失去了存在的价值。所以，医院在选择学科时，要注意选择那些患者存量巨大，并有明显增量，尤其是大量的诊疗需求未被满足或者未被开发的学科。

（2）适应患者就医的流动规律。一般来说，患者跨地区，甚至跨国流动，主要是为了获得名医，以及先进、成熟的医疗技术设施服务。因此，医院在进行学科建设时，要考虑到自身的医疗技术与设施水平。

（3）在医院所在地区内，该学科领域医疗技术是否与国内甚至国际先进水平有明显差距。医院在该学科领域如果具备一定优势，足以在进入该领域时占据诊疗技术的制高点，就会为后来竞争者筑起较高的门槛。

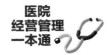

（4）重点发展某学科对医院其他学科的带动作用是否足够大。我们知道，重点学科是医院建设与发展的驱动力，还是一项带动全局的基础性工作。医院充分发挥重点学科的示范作用和技术辐射作用，以重点学科为依托，积极利用其良好的联动效应，有助于建设有特色的学科群，开展以高新技术为龙头，以协作攻关为纽带的技术联合，从而促进全院科技工作的开展。

（5）经营模式上是否能够突破现有公立医院的局限性，从而使得医疗服务价格能够更好地受到市场调节。

（6）在选择学科时，要能够预测到明显的经济效益。适当的经济效益是医院生存和可持续发展的基础与保障，因此，医院在规划学科建设时，要考虑到学科在未来能够带来的经济效益因素。

总的来说，医院应当在学科建设中建立起一整套行之有效的管理体系，再在管理体系上建设起人才培养体系、医疗技术发展体系、学术研究体系和医院营销体系，尤其是要保障有一支优秀的人才团队，以及具备一整套先进的设备设施，然后以市场为导向，牢牢把握住市场的需求，去规划建设自己的学科体系，去开创属于自己的"蓝海"领域。

学科建设的差异化策略

在多家医院均设有某个专科的情况下，患者选择其中一家医院就诊，往往是医院差异化竞争的结果。实际上，每一家成功的医院，均离不开其差异化定位，那些优秀的医院往往在各自擅长的细分领域内如鱼得水。

当前，医院的医学模式已经发生了很大的变化，从最早的以病为中心，到以病人为中心，再到以人为中心，再到以健康为中心。在医院的办医理念中，健康管理已经成为非常重要的一部分。在此基础上，医院要结合自身所处的内外环境，在差异化中谋发展，寻找到属于自己的特色专科。

一般来说，医院的核心竞争力在于学科建设，有了相应的学科人才，才会有具备竞争力的学科。因此，医院在差异化地建设学科时，应该积极寻找相应的学科人才，这样才能在学科建设上占领制高点。医院在人才管理上有两个渠道：一个是人才培养，另一个是人才引进。

医院应该为医务人才提供良好的发展平台，确保"医生围着病人转，后勤围着临床转，医院领导围着全院转"，切实解决医生的后顾之忧，让医生能够全身心地投入所在学科的工作中。

在此基础上，医院开展差异化的学科建设，通常是为了更好地服务患者。举例来说，近些年，"一站式诊疗中心"越来越为人们所熟知。这种行医方式

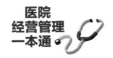

就体现了一种差异化策略。我们知道，随着医疗技术的不断创新发展，以及医学的深入发展，学科细分是一个必然的趋势，然而，学科细分在带给患者精准治疗的同时，带来的问题也显而易见。比如，学科划分过于烦琐，使得患者在多个学科间疲于奔命。

针对上述弊端，"一站式诊疗中心"采取以患者为轴，医护群体围绕患者的疾病进行检查和治疗，从而辩证地运用专科细分与整合，简化患者求医流程，为患者提供更贴心的服务，确保对患者的健康负责到底。

当然，医院在学科建设中的差异化策略，最终落脚点是砍去医疗服务中不必要的成本，切实改善患者的体验，服务于患者的健康，优化价值流，通过给患者提供更贴心的医疗服务而赢得患者的认可与信赖。

最后，在医院的学科建设趋势上，整体而言主要是"小综合，大专科"。所谓"小综合"，是指医院在各学科中难以面面俱到，即便是设置了比较齐全的学科体系的大型综合医院，往往也会有侧重；所谓"大专科"，是指围绕一个或一些重点学科，做大做强，做出新意。这就需要医院做出差异化，做出竞争力，从而赢得相应领域的患者。

学科建设要设备、人才两手抓

医院学科是医院最重要的医疗资源，对其他资源配置起决定性作用。医院学科是一种复合的技术资源，包括人员、床位、设备、技术等资源。

一家医院的水平高低，主要是通过学科的技术体现出来的。医院学科中核心技术资源便是人才和设备设施。一个具备优秀的人才团队和先进的设备设施的专科医院，其学科发展便有了良好的起点。对于一家新成立的医院而言，设备设施可能较容易获取，而优秀的人才往往不易找到。

当前有不少民营医院采取以专科立院的策略，在这种情况下，对人才的要求就显得尤为重要。无论是医疗技术专业人才，还是管理人才，在医院发展中均是不可或缺的。

医院要加快学科建设发展步伐，需要密切关注市场特点和科技发展形势，从人才引进、诊疗设施、激励机制、科学管理等方面入手，坚持以人为本，在学科带头人的选拔上，要及早确定苗子，重点培养，充分解决人才断层问题；在人才引进方面，要坚持重点专科优先、优化学科人才队伍；在人才任用上，要积极创建平等竞争、公开透明的用人机制，坚持重实效、重能力、重贡献，真正使得引进的优秀人才用得上、留得住。

在实践中，医院要解决好人才引进与人才培养的关系。在人才引进方面，

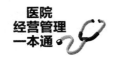

医院要着眼于瞄准医疗前沿领域，以市场为导向，以提升学科建设水平为目标，以增加医院效益为目的，严把人才引进关，致力于引进医院急需并能够对医院学科建设的未来发展起到积极作用的学科带头人，引进那些具有团队精神、思路开阔，能带来较大经济效益和社会效益，富于开拓进取精神的人才，引进能够提高队伍整体素质的高素质人才。

医院在加大引进人才力度的同时，也不能放弃对自身人才的培养，特别是在相应领域有一定知名度和能力的后备学科带头人。可以说，医院重视内部人才的培养，才能调动和激活现有人力资源，做到人尽其才，才尽其用。从长远来看，如果医院不重视人才培养，就难以从根本上满足发展中对人才的需求。

因此，医院要想保持学科优势，就需要加强其内部人才的培养，从而建立一个合理的人才梯队。为此，医院要做好人才引进与人才培养的有机结合，从而使得人才效益最大化，全面推动医院人才素质的提高，并为医院学科建设打好基础。

学科建设与医教研一体化

医院学科具备3个方面的功能：一是社会服务功能，主要是医疗功能，这是医院的核心功能；二是人才培养功能，也就是教学功能，以实现人才的培育和传承；三是创新进步功能，主要体现在科学研究上。这3个方面的功能相互联系，相互制约，相互促进。

其中，医疗工作是医院工作的核心，医院依托其各个学科，履行医疗职责；各学科开展的教学，又可以促进学科的传承和发展；在学科建设中，科技创新堪称其灵魂，创新使学科永葆生命活力。将医院学科建设与科技创新有机地结合起来，有利于启发创新思维，从而促进新成果、新技术的产生，加速新技术的推广与运用。这既符合科技发展和转化运用的需求，又能为患者提供更优质的医疗服务，有利于学科建设中的医、教、研和谐发展。

尤其要指出的是，当前不少民营医院的人才结构是"一老一少"。不是刚退休的老专家，就是刚毕业的医学院校学生，普遍缺乏年富力强的"中生代"。实际上，"中生代"人才短缺是很多民营医院的显著"短板"。

对此，医院应当坚持"医教研"一体化的发展路线。这不仅有利于为人才聚集提供有力的保障，还能从技术提升、新技术利用等方面推动医院的发展。

例如，武汉市亚洲心脏病医院在2014年携手武汉大学，成立了"武汉大学亚洲心脏病临床学院"，该院成为武汉大学的教学医院。该临床学院成立后，亚心医院和武汉大学共享仪器设备等教学科研资源，通过专家现场指导、专题讲座、手术示教、教学查房、国际交流等方式加强人才队伍培养，并使得双方在医、教、研3方面实现优势互补，共同发展。

实际上，已经有越来越多的医院与高校合作，从而有力地推进了"医教研"一体化战略的实施，并推动了医院学科建设的健康发展。

如何规划建设重点学科

重点学科建设的水平可以直接反映出医院的整体办院水平和学术地位，是医院建设的重中之重。一个学科的建设，不是一蹴而就的，而是要经过长期不懈的努力才能逐渐达到目标，这就需要我们对重点学科建设进行周密规划。

一般来讲，学科规划对学科建设具有重要的意义，主要包括3点：

（1）规划指明了学科建设的目标和奋斗方向，从而有助于充分调动医技人员的积极性。

（2）规划是协调和组织各方力量的重要手段，有助于使学科人员、经费设备等得到合理安排和使用，从而把有限的人力、物力、财力用于最需要、最关键的地方。

（3）规划有利于学科建设与考核验收，医院可以围绕规划目标采取相应的措施来加强管理。

在重点学科建设规划的组织实施中，医院可以根据时间制订年度规划，有步骤地实施。

首先，医院在重点学科建设中要明确目标任务。一般来说，总目标分得越细、越具体，就越容易实施，越能检查出执行过程中是否偏离了目标。医院应对规划中的各项任务做出全面系统的分析，并将任务分解到各科室和个人，从

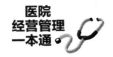

而使每一个学科组成员了解自己在全局工作中的地位，了解各任务之间的内在联系。

其次，医院还要做好学科规划的检查与监督工作。通常来说，医院各级科管部门应该负责对学科建设规划的执行情况予以检查和监督。检查内容主要包括重点学科的科研工作开展情况、经费使用与图书资料、设备配备情况，以及人才梯队培养、学术交流情况等，对于规划执行中出现的新情况、新矛盾，医院要及时了解动态，对出现的执行偏差要及时加以纠正。学科负责人还要在每年年底写出年度重点学科建设情况的总结报告，作为上级主管部门评价、考核重点学科建设的依据之一。

最后，医院还要对学科规划的实施情况进行考核与评估，从而赏优罚劣，不断优化学科建设。医院在考核过程中要坚持客观性、可操作性，以及定性考核与定量考核相结合的原则，建立与健全科学的考核体系，根据考核结果真正体现公平公正的原则，并最终达到激励先进、鞭策后进，鼓舞医技人员勇于进取，充分发挥出考核应有的积极作用。

民营医院的学科建设之道

相比较而言，公立医院享受较好的国家扶持政策，民营医院则在体制外徘徊；另外，民营医院的人才流动相对频繁，人员稳定性一般要比公立医院差一些。那么，在这一系列不利的情况下，民营医院应该如何进行学科建设呢？

民营医院由于大多是自筹资金，学科建设往往建立在医院经营绩效的基础上。一般来说，医院经营可分为院外经营和院内经营两部分。院外要抓深、抓透市场，院内要抓精、抓细管理，目的是实现价值最大化。民营医院的价值最大化就是利润实现与客户满意，目标实现与医疗安全。

医院学科建设与医院经营绩效之间是相辅相成的关系。若没有学科建设，或者说是解决疾病的能力做支撑，医院仅依靠"经营"和"业绩"是无法长久的，其结果只能是患者越来越少；反之，若孤立地进行学科建设，而缺乏学科经营，则又会变成"纯技术论"，不利于学科的实践运用，不利于学科建设的效益化。

当前，我国优势医疗资源主要集中在一二线城市，国家、省级重点学科也主要集中在这些地区，而地市、县级医疗市场资源配置相对匮乏。

简而言之，我国公共卫生医疗资源分布的不均衡性和患者的就医刚性需求无法满足之间的矛盾很突出，这也是导致"百姓看病难、看病贵"的一个重要

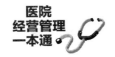

因素。

在这种情况下，民营医院的学科建设还处于初级阶段，大部分民营医院采取的是聚焦战略，集中力量做专科，走精细化医疗服务的道路，一般要求科室能正常接诊、医院能正常开业，并且有所盈利即可。在此基础上，民营医院一般围绕3个核心开展学科建设。具体如下：

1. 学科的市场定位

目前，国内民营医院通常采用两种办法：一是印象定位，比如"规模大""价格低廉""服务便捷"等，从而给患者留下鲜明的印象；二是差异化定位，也就是寻找那些被患者重视而又未被满足的市场需求。后者一般适合中小型医院，或者是起步较晚的学科，是小医院或新科室寻找生存空间的有效方法，比如市场上出现的一些"不孕不育专科医院""白癜风专科医院"等。

2. 专科业务组合

具体的组合方式有：治疗难度大、单次诊疗费用高，需要反复诊疗的；诊疗方法成熟，单次诊疗费用低，但需要反复诊疗的；诊疗方法成熟，单次诊疗费用高的；诊疗方法成熟，单次诊疗费用低的。民营医院可以根据自身实际情况，采取相应的专科业务组合。

3. 学科营销传播

主要包括医院和学科形象宣传、广告营销、事件营销、市场活动营销、口碑营销等，在具体运用中，医院可以根据学科特点、目标患者群类型、消费者认知习惯等因素制定相应的品牌传播策略。

总之，民营医院的学科建设尤其需要积极对接市场，通过好的市场效益支撑学科更好地发展。为此，民营医院还要对学科建设进行各类效果评估，比如，医疗市场份额与效率指标、学术队伍建设指标、专业技术水平指标、科研教学成果指标、医疗服务指标、经营管理指标、社会形象指标等，从而确保学科建设工作的不断进步。

学科建设的发展趋势

　　医学不仅仅是生物科学，更是自然科学与社会科学的结合，需要与社会经济的发展相适应。当前，医院面临着如何整合优势、调整学科结构等问题，医院内部各学科的划分在一定程度上影响了疾病的诊断与治疗，影响临床决策的最优化，也影响了人性化的医疗。

　　医院学科建设与临床诊疗之间的整合目前主要有以下3种形式：

　　（1）以疾病为主进行科室体制整合。

　　（2）以多学科协作为主进行整合，各临床科室只是在接诊重危病人时，才需要各个相关学科一起到场，进行综合会诊，从而以最短的时间做出最合理、最有效的诊治方案。

　　（3）在医院建立中心化科室，比如以人体系统或器官为基础，重新构架医院组织框架，建立"中心化"医疗、教育和管理体系。第三种整合方式尤为彻底，是医院科室体制的重新排列组合，从而产生"医生围着病人转，方法根据病情选"的诊治运转方式，以更好地服务患者。

　　学科建设的生命力，往往离不开其实践运用的效果。我们评估学科建设的功效，主要包括这些内容：学科规模，比如场地、人员和研究方向；学科层次，比如国家级、省级和局校级等；学术成果，比如发表的文章、出版的专

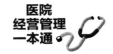

著、发明的科研奖项、专利转化等；学科声誉，主要指学术任职和同行认可度；学科管理能力，比如筹资能力、绩效考核等。简而言之，衡量一个学科是否优秀，主要是评估其行业内的影响力、临床诊疗业务量、人才培养的力度，以及是否有良好的学术科研产出。

医院学科建设在未来呈现出以下6个趋势。

（1）临床学科的建设更注重技术转化。学科建设往往是为了更好地支持实践运用，从而转化为市场效益；缺失了市场效益的转化，学科建设的动力就可能衰退。所以，学科建设，尤其是临床学科建设要积极与市场对接，将技术优势转化为市场优势。

（2）个性化医疗服务日益盛行，医疗服务将更多地针对每一个患者。

（3）未来将更多地使用机器人技术，实现精细化医疗。

（4）基因诊断和基因治疗越来越多。基因是携带生物遗传信息的基本功能单位，我们可以通过应用基因工程技术将正常基因引入患者细胞内，从而弥补致病基因的缺陷，这对根治遗传性疾病有着重要的意义。

（5）微创技术的运用越来越普遍。微创技术主要是指应用当代先进的电子电热光学等设备和技术，以电子镜像代替肉眼直视，以细长器械代替手术刀，力求以最小的切口路径和最少的组织损伤，完成对体内病灶的观察诊断及治疗。微创技术具有出血少、术后疼痛轻、恢复快、疤痕细微或无疤痕的特点。目前，微创技术在妇科等学科中有着广泛运用。

（6）未来手术将更多地考虑如何提高患者的生存质量。

案例：厦门大学附属中山医院

厦门大学附属中山医院前身为厦门中山医院，始建于1928年，该院于2006年被批准成为博士后工作站和硕士学位授权单位，在学术带头人培养、导师队伍建设、研究生培养基地建设、科学研究等学科建设方面取得了较大进步。

该院现设多个临床学科、医技室、分院、分部、社区卫生服务中心、专科，并拥有临床检验中心。在重点学科建设方面，该院曾先后被批准建立心脏中心和临检中心。同时，该院继续保持原有的3个重点专科，即骨科、神经内科和神经外科，还增设了皮肤科、病理科、血液科、老年康复科等。

另外，在学术队伍和导师队伍建设方面，该院也进行了大刀阔斧的改革，具体体现在以下几个方面。

（1）建立了学科、学术带头人的遴选机制，在全院范围内遴选、推荐一批学术带头人，根据不同的学科层次和类别赋予其相应的权限和职责。

（2）实施了人事分配制度改革，采取切实有效的措施着力培养和稳定现有人才，积极培养和引进学科带头人、学术骨干，并为其创造良好的工作条件。

（3）加强导师队伍建设，不断充实硕士生导师队伍；加强新导师培训和指导，提高导师队伍的整体素质与水平。实行导师津贴和教学酬金奖励机制，激发研究生导师和任课教师的积极性与创造性。

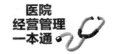

　　同时，该院本着科学研究为学科建设和人才培养服务的宗旨，坚持科研工作与人才培养相结合，组织多学科科研攻关和产学研相结合，形成科研服务与学科建设和人才培养相结合，学科建设和人才培养促进科学研究的良好机制。该院还进一步完善了科研激励机制，努力调动医务人员从事科研工作的积极性，使科研工作获得了较快发展。

　　长期以来，该院坚持把学科建设作为一项基本工作，致力于将医院办成以医学为主，教学、科研水平较高的国家重点大学附属医院。另外，该院在继续加强医学各学科、专业建设的同时，还根据社会发展需求，及时调整学科布局，优化学科结构，保持并发展医院在心血管系疾病、消化系统疾病、神经系统疾病、骨科疾病、血液病、皮肤病、老年病、病理诊断等方面所具有的优势和特色，同时大力发展泌尿科、妇产科、急诊科、口腔、耳鼻喉等学科专业，致力于成为在国内有较大影响力和品牌知名度的综合性医院。

第四章　改进医疗服务

在市场经济中，医疗服务是一种特殊的服务，患者通常难以在购买前对其进行预测评估和感知。医疗服务发展到现在，已经包含了诊疗技术、服务态度、服务承诺、医院形象、社会声誉等因素，从而可以更好地给患者带来附加利益和心理上的满足感、信任感，满足患者心理和生理健康的需求。我们接下来学习如何提升医院的医疗服务水平。

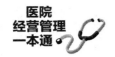

人文关怀是医疗服务的本质

早在中世纪时，欧洲社会有很多流浪的、无人看管的贫苦穷人，于是教会建设了一个场所让穷人来减轻痛苦，最后慢慢形成了医院。

可见，因为有了爱，才有了医疗和医院。如果缺失了爱，那么医疗只能称为"交易"，而难以称为"医疗"。人们平时把医护人员形象地称为"白衣天使"，这本身就赋予了医疗以关爱和崇高精神的含义。

医学是饱含人文精神的科学，如果抽去医学的人文性，就相当于抛弃了医学的本质属性。可以说，"关爱"应该是医护人员的核心价值观，这个价值观正是人文医学的第一个层面。

人文医学的第二个层面是人文智慧。医生应该有一种神圣观念，那就是：医生是一群优秀的人。好医生的技术和人品都会得到人们的认可，这就督促医生在业务技能上必须精益求精。

可以看出，医学既有自然科学性，又兼有人文社会科学的属性。正如我国著名医学家黄家驷先生所说："人的健康与疾病，不仅受物质环境的支配，而且还受社会制度、经济条件、精神状态的影响。因此，医学又是与社会科学密切相关的。"

对此，我国著名经济学家于光远先生也有过类似的表述："对于临床，可否理解为世界上许许多多自然过程中的一个特殊自然过程。临床当然不是一个天然的自然过程，而是一个社会的自然过程。就是说，这个过程离开了社会就会不存在。而且临床是有着两重意义的自然过程，它与开矿不同，开矿虽然离不开社会发展，但矿体是自然的。对临床来说，疾病的发生一般都有其社会的原因，有社会性，医学的治疗行为，包括使用的方法、手段，也是有社会性的。所以临床是两重的社会自然过程。因此，我认为医学不是一门纯粹的自然科学，本身是一门社会科学与自然科学交叉的科学。"

实际上，我们现在对疾病的认识也早已超出了自然科学的层面，由原来单纯从生物学角度转向从生物、心理和社会等角度全面认识病因；人的健康也不再是单纯地指躯体没有疾病或虚弱，而是身体上、心理上和社会上都达到和谐状态。也就是说，社会心理因素对健康有着重要影响。

举例来说，当前死亡率较高的几种疾病（如心血管疾病、恶性肿瘤、脑血管疾病等）的发病原因，除了生物因素外，往往还与心理紧张等社会心理因素有关。实际上，心理治疗在临床实践中正变得越来越重要。

医学人文性的特点，必然要求医护人员需要具备人文精神。具体来说，医护人员要不断学习人文科学知识，注重培养医德，注重在诊疗活动中尊重患者的人格，使用得体的称谓，注重医患之间的顺畅沟通与人文关怀，关心患者的疾苦，适时对患者进行必要的心理安慰，帮助患者消除顾虑、树立战胜疾病的信心和勇气，以充分彰显医学的人文精神。

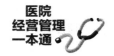

患者首先需要帮助与安慰

医疗服务包括诊疗技术、服务态度、服务承诺、医院形象、社会声誉等，从这些方面来满足患者生理上和心理上的需要。

由于医学信息的不对称性，在医患关系中，患者往往处于脆弱和依赖的不对称关系中，在大多数情况下没有使自己恢复健康的知识和技能，从而不得不依赖医生的专门知识和技能，也无法判断医生提供的医疗服务的质量。

实际上，医疗服务的提供与患者的满意度取决于医务人员的真实行为，服务质量受许多不可控的因素影响。人们往往无法确知所提供的服务是否与计划或宣传相符，再加上医疗服务往往不能再次更正或重新来做（尤其是一些临床手术），这就需要医生与患者之间充分沟通，消除不必要的误会。另外，当今医疗服务正在步入体验服务时代，建立和谐的医患关系更是少不了患者的参与和配合。

同时，医疗服务的对象是人，医疗服务的核心工作就是对人的照护，以呵护人的生命与健康。我们知道，人既有生物性，也有社会性，是一个具有丰富情感的生物体，这说明医生需要对患者予以足够的人文关怀。

在这方面，距今2000多年前的古希腊医学之父希波克拉底曾有句名言："医生有三件法宝，第一是语言，第二是药物，第三是手术刀。"可见，医疗服务要重视语言的作用，这直观地说明医学是一门人文科学。

美国著名医师特鲁多曾说"医学关注的是在病痛中挣扎、最需要精神关怀和治疗的人，医疗技术自身的功能是有限的，需要在沟通中体现的人文关怀去弥补"，他还对医疗服务做了这样的概括——"有时去治愈，常常去帮助，总是去安慰"。特鲁多医师的话点明了医疗服务救死扶伤的职责，也成为很多医生的行医原则。

其中，"有时去治愈"说明医学并非万能，在一些疾病，尤其是一些不治的绝症面前，即便医术高明的医生也可能会束手无策。当然，这并不意味着医生在患者面前只能无所作为。除了"有时去治愈"之外，医生对患者更要"常常去帮助""总是去安慰"，把人文关怀贯穿于医疗活动的全过程，自始至终充满着关怀与安慰。这是一个医生职业生涯的闪光点，也是医疗服务最能感动人心之处。

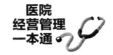

树立良好的执业形象

医务工作者应该由内而外地塑造自己的良好形象，外在形象主要有语言美、举止美、行为美，内在形象则主要有品行高尚、技能熟练、知识综合。如果再做进一步的细分，医务工作者的形象包括3个方面，分别是个人形象、职业形象与社会形象。

1. 个人形象

当前，医疗纠纷时有发生，部分医务工作者展现出来的较差的个人形象在一定程度上激化了医患矛盾。为此，医务人员应该向患者展现良好的个人形象，这有助于将医患纠纷扼杀在萌芽状态。为了树立良好的个人形象，医务工作者可以参考以下做法：

（1）注重自身的语气和语调，少说套话，要用通俗易懂的语言，使患者充分、准确地了解自身状况，并以谦逊、诚恳的交流方式消除医患隔阂，拉近医患关系。

（2）主动贴近患者，多去病房，多与患者沟通，为患者办实事、办好事。

（3）注重学习、善于学习，唯有渊博的医学知识、高尚的道德文化素养才能使患者安心，从而更好地服务患者。

（4）时刻自省，戒绝贪欲，谨记贪欲是激化医患矛盾、社会矛盾的重要根源。

实际上，当前很多医疗纠纷的一个根源，就在于部分医务工作者出于一己贪欲之私，激化了医患矛盾。因此，医务工作者要时刻为患者着想，时刻想着如何让患者少花甚至不花"冤枉钱"，真正做到心系患者，从而在患者心目中树立良好的道德形象，以促进医患关系和谐。

2. 职业形象

医务工作者的职业形象要求是：从业者具备足够的科学文化知识，掌握可消除疾病、提高人类健康水平的现代医疗技术的技能，还要关注医学发展前沿动向；恪守职业道德，自觉规范言行。

3. 社会形象

医务工作者的社会形象既区别于依靠衣着、外表及交流方式来塑造的个人形象，也区别于通过医学知识、道德品行塑造的职业形象，更多源于公众对医务人员医学知识、道德品行、行为规范的一种期待。所以，医务工作者应该时刻以社会需求、社会道德为标准，约束自身行为，提高自身素养，不断完善自我，从而成长为一个优秀的医务工作者。

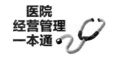

以患者为中心

我们时常听说医院要"以患者为中心",那么,医院做到哪些方面才算"以患者为中心"呢?我们从中总结了4个最基本的要素。

1. 维护患者尊严和尊重患者

尊重患者和维护患者尊严往往在医护人员接触患者的第一刻就已经开始。一般情况下,医护人员在与患者及其家属交往时,应做到:进患者的病房前要敲门询问;进病房后要自我介绍,主动消除患者及其家属的顾虑;简要介绍来找患者及其家属的原因;需要对患者进行一些检查和治疗项目时,提前告知患者及其家属可能会引发的疼痛等。当然,在实践中,医护人员要做的可能远不止这些,还包括善意提醒患者避免不慎滑倒、注意保护隐私等。

2. 与患者信息共享

在整个治疗过程中,医护人员应与患者本人及其家属共享完整、无歧义的信息。其中,医护人员要避免使用生僻、不好理解的专业术语,要使用便于患者及其家属理解的语言,确保患者及其家属能够接收到及时、完整、准确的信息,从而便于患者及其家属参与医疗决策。

3. 鼓励患者及其家属主动配合医疗

医务人员应该鼓励患者及其家属参与到整个治疗过程中,与医务人员共同决策。也就是说，医务人员既要尊重患者，还要针对其个别偏好与需求，将患者意见考虑进医疗决策中。比如，医生在为糖尿病患者提供用药方案时，可以让患者挑选其偏好（如每天的日常起居、低血糖的发生时间、对费用的接受情况等），从而提供更适合患者的治疗方案。

4. 与患者及其家庭合作

在医疗实践中，患者及其家庭、医护人员和医院管理者应该成为一个团队，共同对医疗服务予以改进。有些医院在为患者提供医疗服务时，会邀请患者及其家庭参与相应项目的改善，比如医院内部就医环境的设计，医护人员需要改进之处等，从而让患者根据自己的就医经历对医院中流程和服务的不足之处，或者正在进行中的改善项目予以监督，从而确保医院为患者提供更好的医疗服务。

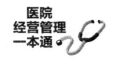

完善医疗服务的产品策略

医院一般都会为健康需求者提供多项服务，为此，有不少医院还建立了病友服务中心、客户服务中心等。一般来说，医院的服务组合由不同种类的服务系列或单项服务构成，一个服务系列由密切相关的一组服务组成，可以满足现实的医疗需求。比如，有些医院门诊的特需医疗服务组合包括几个基本项目，如专家咨询、一对一诊治、免费茶水、住院、定期回访等。

我们在考虑某种服务组合时，要清醒地认识到，医院提供的核心服务是什么，而其他服务一般是附属性的。通常来讲，医院提供的医疗诊治是核心服务，而咨询、提供茶水等则是附属服务。

同时，医院还应定期重新评估自己的服务组合，从而为健康需求者提供更好的服务。在健康需求者看来，一所医院提供的服务组合决定了它在众多医院竞争对手中所处的地位。它可以让健康需求者认为某家医院的确"与众不同"，从而增强健康需求者对医院的认可度。当然，服务组合会在一定程度上产生经营成本。为此，医院应该审视服务组合里的内容，突出有价值的部分，裁撤无关紧要甚至冗余的部分。

另外，医院的单项服务策略是医院竞争到一定程度后，决策者因竞争的差异性而做出的选择。比如，医院提供家庭式病房、特需门诊、代煎中药，甚至还可以安排专业服务人员负责帮助住院的患者接送孩子上下学，帮长期住院的患者家里浇花、喂宠物、打扫卫生等。

因此，在实际经营中，我们通常要考虑到医疗服务的3个层次：核心层、感知层和扩展层。其中，核心层服务是医院最基本的服务，主要解决这样的问题：患者到医院真正要解决什么问题？该项服务能满足什么样的需求？一般情况下，核心层服务是整个服务的核心。

感知层服务通常以某种可以感知的形式给患者提供服务。比如，高素质的医护人员，高质量的医疗服务水平，某些有相关命名的服务（如"爱心服务""惠民医疗"等），还有对患者尊重与否、服务用语的礼貌程度、是否了解患者心理上的可接受时间等。

扩展层服务主要是提供超出正常服务以外的额外服务和利益。比如，外科医生可以向患者免费介绍手术的益处和风险，提供手术程序的说明性资料等。随着医院竞争程度的加深，医院为患者提供的"额外服务"将显得越来越重要。

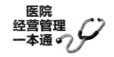

提高医疗服务，重构价值

当前，看病贵和看病难几乎是一个世界性难题。从表面上看，这一难题好像是由病人太多、医生太少或是药太贵导致的，实际上与医疗服务主要提供方，即综合性医院具有的高成本特性有关。一般情况下，综合性医院为了向所有患者提供全面的医疗服务，通常设置20余个非手术科室、10余个手术科室、10余个诊断相关科室，以及住院、科研、体检、国际医疗等部门。可以想见，将所有病症治疗集中于一个机构，必然导致整个流程出现相互交叉和干扰的情况，以至于出现局部环节拥堵的问题，耗费巨大的协调成本，这些成本往往最终由患者承担。

举例来说，仅在诊断化验环节，由于人数众多而需要预约，这种情况下，有时甚至会花费半个月左右的时间，患者需要等待化验结果出来后才能再次挂号请医生诊治。患者看病的直接成本和间接成本揭示出一些大型综合性医院"看病贵、看病难"的原因所在。

一般来说，几乎每个行业的产品都经历了从简单、昂贵、稀缺到优质、便宜、可复制的过程，医疗行业也不例外。从长远来看，医疗行业的发展也必然经历由高成本向低成本转变的过程。就目前趋势来看，医疗服务正在通过技术创新、商业模式创新、价值网络变革来逐渐降低成本、提高服务质量。

医疗服务的技术创新主要包括两个方面：一是临床路径指南的制定，将医疗路径标准化、规范化，使得对常见病症的诊断有一个固定化流程，以提高诊治效率；二是医疗器械水平的提升，尤其是许多医疗设备向低价和普及的方向发展。

医疗的商业模式创新主要是从综合性医院向专科医院转型，同时完善以家庭医生为基础的分级诊疗，由家庭医生进行初步诊断，再决定去哪种类型的医院治疗。相比较来说，对家庭医生的专业度要求没有专家型医生那么高，培养成本也较低。家庭医生对病症进行初步筛选，便于普及基层医疗服务，提高一些常见类疾病的诊治效率。

医疗服务的价值网络主要由4部分构成：一是药品以及医疗器械的供应方，二是医疗服务供给方，三是医疗费用支付方，四是医疗服务使用方。医疗服务通常要围绕这4个方面来降低成本，创造价值。

最后，医疗服务的价值重构主要是以质定价，由市场调节供需。具体来说，是将医疗费用的支付方和医疗服务的使用方整合为一体，使医疗定价以服务质量为基础，而不是根据以往的医疗成本来定价；同时再以市场价格为工具来调节医疗服务的供给和需求之间的关系，从而提升整体医疗服务体系的效率，实现医疗服务价值体系的重构；最终通过提供更低价和更优质的医疗服务来满足人们的期待。

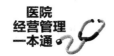

影响医疗创新的9个因素

一家医院要想在当地具备一定实力和地位，就离不开建立一套开发和推广医院新服务的系统。医疗服务创新的目标是提供超过患者及其家属期望值的高质量服务。

那么，在医疗服务中，患者及其家属的期望值又是什么？我们发现，有9个因素会影响患者及其家属对于医院的期望值。基于此，我们在创新医疗服务时，可以围绕这9个因素予以改进。

1. 个人需要

医院应该清楚患者的个人需求和愿望，从而有针对性地进行沟通和诊治。比如，收入较低的患者可能最需要的医疗服务是价格便宜的，有效就行；一些知识比较丰富的患者可能会咨询很多医生，需要医生有渊博的知识，否则可能会感到医院"水平不行"；一些老年患者可能需要医院对他们予以尊重等。可见，患者的个人需求因人而异，医院在接待患者时要具体问题具体分析，不可一概而论。

2. 患者的配合程度

很多时候，患者在医疗服务中是否配合，会影响医疗服务质量。比如，假如患者无法向医生清晰地描述自己的病史，说不清楚自己的症状，医生难以对症下药，也会影响医疗质量；如果患者提供的疾病信息准确全面，则有助于因医生实现高效诊治。

3. 患者所知道的替代服务数量

一般来说，患者知道的有竞争关系的医院数量越多，患者的期望值就会越高。为此，医院必须练好内功，致力于为患者提供更佳的医疗服务，从而努力达到患者的期望值。

4. 过去的经验

通常情况下，患者对一家医院所提供的医疗服务质量的期望，或多或少会受到该医院过去的服务，或者其他竞争对手医院医疗服务质量的影响。因此，医院应当积累经验，了解患者过去就诊中存在的问题，从而提供更高质量的医疗服务。

5. 口碑传播

患者之间的口碑传播，会对医院的形象产生重要影响。为了树立良好的口碑，医院应该悉心服务每一位患者，必要时还可以通过一些传播媒介来展示一些照片、证书、奖状等来刺激口碑传播。

6. 明确的服务承诺技巧

患者的期望值通常会受到医院工作人员所做的承诺的影响，医院工作人员在向患者做出承诺时务必谨慎行事，要向患者及其家属提供准确的、可以实现的承诺，切忌随意承诺。

7. 暗示的服务承诺方法

医疗服务不像有形的商品交易，患者往往会自发地根据医院的一些物理特征（如医院建筑、院容院貌、卫生情况、专家介绍等）以及收费标准等因素，进而产生某种期望值。因此，在这些方面进行改进，给患者一个良好的暗示，也是服务承诺的一种。

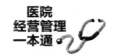

8. 短期服务强度

举例来说，有些家长带着感冒的孩子来就诊，这时的患者及其家属通常可以接受候诊一段合理的时间；倘若孩子从楼上摔下，头部不断地出血，孩子的家长会要求医生一刻也不能耽误。对此，医院要分清轻重缓急，执行力一定要强。

9. 持久的服务强度

有时候，患者的期望值往往是由其家属决定的，比如，一个人在某家医院获得良好的诊疗服务，对该医院长期有着好感，在以后其家人生病时，往往可能会强烈建议其家人也来该医院就诊，这又称为"衍生服务"。

一项医疗服务的生命周期

医院提供的医疗服务往往在变化之中。一般来说，典型的医疗服务生命周期包含4个阶段：一是导入期，指一项新的医疗服务推向患者，逐渐被人们接受的缓慢增长期；二是增长期，指医疗市场快速接受该服务的时期，表现为收益逐渐快速增长；三是成熟期，由于该医疗服务已广为患者所知晓与认可，故该项服务的患者人数与收益平稳状态；四是衰退期，即该项服务的收益逐渐下降的时期。

了解了医疗服务的生命周期，我们还有必要了解一下影响医院医疗服务生命周期的常见因素。

1. 医疗竞争带来的新发展

从一位患者接受医院的服务到下次再需要医疗服务的期间，医疗竞争带来的变化很可能吸引患者的注意力。比如，竞争对手医院增加的一些新服务可能更好地满足了患者的某些特殊需求，或者竞争对手医院的地理位置更加便利，或者竞争对手医院的营销举措引起了患者的积极回应等。

2. 需求或环境的变化

有的时候，患者可能更多地受到其他需求或环境变化的影响。比如，患者由于工作的单位变化而更换了保险合作医院，原来的医院可能会出于医疗保险

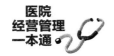

的原因而失去患者。当然，医院最终还是依靠提供高质量的医疗服务与好口碑来吸引更多的患者，进而抵消甚至超过以前失去的患者。

3. 不充分的回应

一家医院失去患者还有可能是医院缺乏足够快的回应速度，或者未能满足患者及其家属的需要，这在医院服务中常有发生。比如，患者及其家属去医院就诊时，假如接诊医生爱理不理，回答问题也模棱两可，表现得漫不经心，患者可能会转向其他医院，因为患者希望获得更快捷、更舒心的医疗服务。

4. 他人推荐

有时候，即便患者对一家医院的服务表示满意，也可能由于其朋友、同事、家人的推荐而选择其他医院。

5. 时间因素

在医疗服务中，医生可能会由于缺乏足够的时间做手术，或门诊接待时间不方便而失去患者。基于此，医院可以适当考虑在晚上或周末开设门诊服务，从而尽可能避免时间原因造成的患者流失。

持续改善医疗服务

医院在市场竞争中胜出的原因在于持续地提供优质的医疗服务。那么，医院要持续改善医疗服务，可以从哪些方面入手呢？以下4个方面值得我们注意。

1. 注重流程再造

当前，在一些医院，尤其是在一些公立医院中，还存在"看病难"的情形。比如，患者就诊需要排长队，面临重复预约、重复检查、重复收费的窘境，这在很大程度上是医院服务流程不当造成的。为此，医院要以患者为中心，致力于削减患者就诊时的不必要成本，优化服务流程。

2. 从改善细节入手

一般来说，不同的地区，医院的医疗服务会存在差异，但同时也存在很多共性，如医护人员的服务态度如何，患者看病是否方便，医疗收费是否透明等。要解决这些问题，就要从医疗服务的细节入手去改善。

3. 注重医院管理创新

长期以来，不少医院将医院管理视为一项"简单"的行政工作，并未将医院管理作为一门科学来研究。比如，在有些医院中，院长忙于开刀做手术、门诊接待或应酬，科长则忙于应付日常工作，几乎没有在医院管理创新上有所作为。为此，我们要将医院管理作为一门科学来认真研究，总结出医院管理中蕴

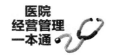

含的规律，从而向医院管理要效益。

4. 注重行之有效的教育活动

医院从业人员一般都是接受过高等教育的知识分子，具备了比较良好的素质和专业素养。然而在复杂的社会环境与繁忙的医务工作中，人们的思想认识难免会有所偏差。比如，有些医务人员会狭隘地认为，自己是"靠技术吃饭"的，服务态度无所谓，这种认识在医疗实践中是非常有害的。

为此，医院要通过行之有效的教育活动来促使医务工作人员朝着有益的方向转变。比如，医务人员应掌握必要的沟通技巧，做到态度和蔼、语言亲切，在与患者第一次见面时，要保持微笑，并迅速记住患者的姓名，要让患者从内心感到自己受重视。一般来说，医务人员对于年老的患者可以称呼"爷爷"或"奶奶"，对于中年患者可称为"叔叔"或"阿姨"。这样的话，听起来随和，还显得亲切。尤其要注意的是，医务人员要做到微笑服务，让患者感觉到"人间自有温情在"，使患者在治疗过程中得到温暖的关怀。

总之，当前医院面临着激烈而复杂的市场竞争，唯有持续改善医疗服务，不断地为患者提供更优质的服务，才能迎来更好的发展。

案例：北京和睦家医院

北京和睦家医院是和睦家医疗集团旗下的医疗机构之一，是一家综合性全科医院，始建于1997年，现有20多个科室，可以开展肿瘤、心脑血管疾病、神经外科以及其他专科服务。和睦家成立的最初几年，主要的服务对象是使馆工作人员和跨国公司的高层管理人员，后来医院积极开拓中国本土病患市场，目标客户是中国排名前5%到15%的高收入人群。目前，和睦家医院有40%的患者来自中国本土。

和睦家医院的理念是以人为本，致力于时刻体现对生命的尊重。比如，和睦家医院抱着"让产妇生孩子不受罪"的想法，创立了"和睦家妇儿医院"，引入家庭一体化生育模式，在病房内有衣柜、电视、冰箱、VCD，还有供家属使用的沙发床和独立、联体的卫生间，设施一应俱全，类似酒店公寓的配置。此外，病房集待产、分娩、产后服务功能于一体，孕妇可以在单独属于自己的房间里，在家人陪伴和舒适的环境中，完成生孩子的全部过程。

在和睦家医院，常见的医疗设备会精心地隐藏在壁橱里，以免患者看了感到紧张。在必要时，医生可以打开柜门，对患者立即进行抢救。产妇分娩时，由妇产科医生、儿科医生、麻醉医生、助产士、护士等组成的医护团队守护在产妇身旁，提供安全的医疗保障。

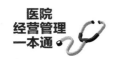
和睦家医院的儿童诊室更像是幼儿园或游乐园，儿科门前的室外空地有一大片儿童游戏区，有滑梯和游乐设施。随处可见各种动物的图片、模型，就连测身高、体重的仪器，也被装饰成小动物的外形。儿科诊室的墙壁和诊床围绕海底世界、快乐城市等主题，打造出有趣的儿童世界氛围。

在做足人文关怀的同时，和睦家医院严格遵守国际联合评审委员会质量安全要求，实行医疗、护理、行政三线分立，将医疗和管理运营分开，医院管理起用职业经理人进行专业化管理。

正如和睦家医院董事长李碧菁所说："和睦家的核心竞争力就是把'以患者为中心'变为了实际行动。"长期以来，和睦家医院坚持注重人性化、质量和安全的价值追求，坚持"宁可医院工作做得更细化，也不能以损失患者的利益来达到医院便利的目的"的经营理念，持续地朝着"令患者满意"的方向努力。

第五章　医院怎样做营销

在当前"新医改"的形势下，医院数量大为增长，尤其是民营医院，增长数量更为可观。不同于一些大型公立医院，民营医院在刚成立时，甚至成立后的一段时间内，往往不为市场和患者熟知，其号召力显然较弱。在这种情况下，如何合法地做好营销宣传，吸引患者前来就诊，成为很多民营医院，甚至一些陷入经营困局的公立医院要思考的重要问题。我们接下来学习如何做好医院的营销。

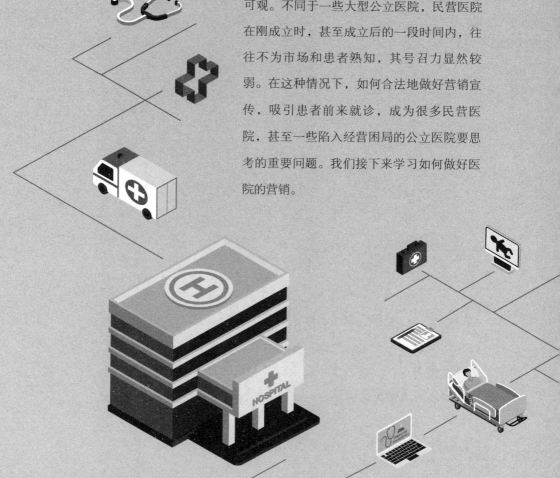

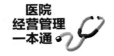

医院营销与经营管理

我们经常会听到类似"医院管理""医院经营""医院营销"这样的词汇，那么三者的含义分别是什么呢？

医院管理就是按照医院特有的医疗规律对医院内部的医疗行为和员工思想进行有目的的引导，以提高医疗质量、服务质量和获得经济、社会效益的活动。医院管理的基本职能包括计划、组织、人力资源、指导与领导、控制等。医院管理可以分为高层、中层和基层3个层次，各个层次的管理承担着不同的职能，其中，高层管理为决策层，中层管理为执行层，基层管理为操作层。

医院经营指按照市场经济的规律来整合医院的各种有形或无形资产，通过正确的决策，运用合理、有效的手段，对外进行各种营销活动，以谋求医院社会效益最佳化、经济效益最大化的一种行为。医院经营要面对无情的医疗市场，善于发挥和激励员工的效能。

相比较而言，医院管理主要是面向医院内部的活动，强调医院内部的计划、组织、控制和组织协调性；医院经营则主要是应对医院外部的行为，它往往从医院外部出发进行医疗市场调查、定位设计、行业动态分析、竞争分析、健康需求者分析，以及决策和执行。在具体实践中，医院管理和医院经营往往具有互补性，两者有效配合才能促进医院的更好发展。

医院营销则是伴随着激烈的医院竞争而产生的。通常来说，医院营销是医院为了满足健康需求者（患者与潜在患者）的需求并实现医院整体组织目标而制订计划，将医疗技术与服务从医务工作者手中输送给健康需求者而进行的一系列活动。

这些活动一般包括：新医疗项目及服务策划、医疗市场调查、医院广告策划、医院公共关系、医疗项目开发与促销、其他医疗项目销售等。从某种意义上讲，医院营销是将人类健康需求转化为医院的获利机会，从而促进医院发展，然后更好地为人类健康服务的一整套方法。

一般而言，在医院营销中，医院必须面对医疗市场，面对健康需求者及医院利益相关者，不断适应变化中的医疗市场，及时做出正确的反应，从而在健康需求者满意、医院利益相关者满意的结果中实现医院的各项经营目标。

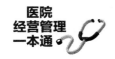

医院的一对一营销

　　随着医院之间竞争的日益激烈，一些医院试图与患者及其家属、政府机关、社会公众、医药企业、医疗器械企业、医学行业协会等建立起长期的一对一的互信互利关系。这就需要医院以精湛的医疗技术、良好的医疗服务、公平的医疗价格、良好的医院信誉与对方进行交涉。同时，双方的人员之间还需要加强信息、社会、经济等方面的一对一交流。

　　一般来说，双方越是增进相互的信任和了解，越有利于长期合作，双方的业务交往也就必然逐步加深，从而节省交易成本和时间。基于此，医院一对一营销的概念就开始出现了。

　　医院一对一营销的核心是以患者满意度为中心，通过与每个患者进行互动对话，了解医疗需求，与客户逐一建立持久、长远的双赢关系，并为客户提供定制化的医疗服务。这样做的目的是在一段持续的时间内向一个客户推销更多的医疗服务并使其获得满足，而不是将一种产品或服务同时推销给最多的客户。

　　可以说，医院一对一营销鼓励建立以健康需求者为基础的关系，而不是竭力追求暂时的市场占有率。在实践中，医院一对一营销通过与每一个客户进行对话，使得客户表达出自己的需求，医院则有针对性地提供其所需要的服务。

医院与患者之间长期的一对一关系是医院一对一营销的核心。

在传统的医院营销中，大多数医院实行"看完病就了事"的市场营销策略，这固然可以使一些医院获利，但是医院为了追求可持续发展，更要着眼于长远利益。因此，医院保持与患者的长期一对一关系，是医院一对一关系营销的重要内容，也是医院追求长期可持续发展的关键所在。

可以说，医院与患者建立一对一关系，相当于向每一个患者做出某种承诺，保持关系的前提是不断履行相应的承诺。医院发展或加强同患者之间的一对一关系，相当于医院在履行之前的承诺后，向患者再做出一系列新的承诺，然后再兑现，周而复始。

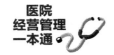

医患关系与忠诚度管理

医院在处理医患关系时，应该向着CCPR（Convenient，Care，Personalized，Real-time）准则看齐，从而更好地维系与患者之间的关系。CCPR的具体内容如下。

1. Convenient，让患者更方便

在信息技术高速发展的今天，医院可以将实体经营与虚拟网络相结合，比如让患者自己选择门诊咨询、电话咨询、传真、医院网站、电子邮件、微信或是面对面交流等沟通方式，使得患者可以很方便地获得医院诊疗信息、健康教育或者医疗服务。

2. Care，对患者更亲切

在以往的医患关系中，有些医务工作人员片面注重医疗科技的发展与医疗设备，与患者的交流很少，医院与患者之间的关系仅限于"排队、交钱、检查、拿药"，患者关注更多的是价格，一旦患者发现在同等或相似医疗服务水平的情况下，还有价格更低廉的医院，就会随之流失。在这样的医患关系中，患者几乎没有忠诚度可言。基于此，医务人员在同患者交流时，应该采用适宜的语气、语调、声音等，为患者营造亲切的氛围。

3. Personalized，尽量个性化

医院应该努力了解每一个患者的健康状况、饮食特点，甚至包括患者及其家属的喜好与生活习惯，以及文化程度、经济状况、职业特点等，并适时地提供健康建议，与患者及其家属真诚地交朋友，建立一对一关系，这将有助于同患者建立持久的关系。

4. Real-time，医院应立即响应

医院工作人员在与患者交流时，对于患者及其家属提出的问题或需求要立即回应，并在最短时间内，给患者及其家属得体的答复，让患者及其家属感到受尊重，以及医院"以患者为中心"的诚意。

和谐的医患关系是患者忠诚度的基础和前提。忠诚是一种相对的心态，对一家医院忠诚的患者可能会对另一些医院有所排斥，但是不会排斥该医院以外的其他所有医院。

在现实中，我们经常可以看到这样的情况，有些患者同时对两家以上，甚至彼此有竞争关系的医院都保持忠诚。在这种情况下，如何促使患者对本医院的忠诚度更强烈些，往往会成为医院经营管理者研究的永恒主题。

如果患者能够从你这里持续地得到合适的医疗健康服务，那么在你的患者队伍中，就会从"不积极主动的患者顾客"到"活跃的患者顾客"，再到"忠诚的患者顾客"呈现依次递增。当一家医院拥有大批健康需求忠诚者时，这家医院才能获得更好的可持续发展。

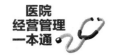

互联网时代下的医院营销

以往的医院营销中，往往单独使用广告传播的方式，比如在电视上"狂轰滥炸"般播放广告，这种方式短期内或许可以吸引一些患者，但是医院如果只是使用这样一种方式来吸引患者，显然难以适应当前的发展状况。于是，医院整合营销的概念逐渐开始受到业内关注。

在医院整合营销中，运营者应当充分运用互联网技术，通过多个渠道树立医院良好的公共形象。同时，医院要注重与健康需求者之间的双向沟通，切实提升医院在患者及其家属心目中的地位，建立与患者之间的长期关系，从而有力地实现医院的经营目的。

一般情况下，医院整合营销往往分为3个步骤：一是激发医疗消费者及健康需求者的反应；二是对他们进行预测并做出某种承诺；三是建立资料库，整理、识别、分析出健康需求者的医疗需求。医院整合营销是一个循环的过程，3个步骤循环往复，不断深入，从而给患者留下深刻的印象。

在医院整合营销中，数据资料库可谓是核心，是研究及制订、执行医院营销计划的最基本条件。医院只有累积大量的患者及潜在患者的资料后，才能发现一定的规律，并据此制订计划来满足其需求。

医院整合营销不同于传统的营销策略，它是由外向内地思考问题，先了解健康需求者做过什么，正在做什么，然后再回头计划行动，从而找出目标健康需求者群体，并为他们提供有针对性的医疗服务。

可以说，以数据库为主的营销方式可以使医院通过对资料的搜集、运用来发展医患关系，打通双向沟通的渠道，医院整合营销也正是借助于此来更有效地开展医院品牌传播活动的。整合营销的一个重点就是树立医院的公众形象，这可以理解为医院品牌的一种展示方式。

医院是通过优化健康需求者与医院的接触点来传播品牌意识的。医院主要的品牌接触点是给健康需求者留下印象的关键。同时，健康需求者除了亲自到医院来以外，还有其他很多接触医院品牌的方法，比如通过医院做的广告、活动资料等。为此，医院可以通过精心的设计来保持信息的一致性，加强对员工的业务培训和礼仪培训，从而使得医院员工给健康需求者留下好的印象，尽可能避免对医院造成负面影响。

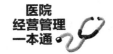

医院营销的《九阳真经》

喜欢武侠小说的朋友可能知道，《九阳真经》是金庸先生笔下的一本绝世武功秘籍。同样，我们做医院营销，也需要掌握一些"秘籍"。在这里，我们为大家介绍医院营销中的9种方法，虽然比不上金庸先生笔下的《九阳真经》那么厉害，相信也能对您的医院营销实战有所裨益。

1. 营造市场生态圈

医疗生态圈是一个从体验到认知，再到信任，再到体验的循环的过程。有些医院在成立后，初衷是"短平快"地"赚钱"赢利，却忽略了持久发展。对一家医院来说，良好的口碑堪称市场生态圈的根基。如果一个患者在医院里获得了满意的医疗服务，就相当于医院在市场生态圈里撒下了一颗"种子"。如果这样的"种子"很多，那么假以时日，自然会生根发芽、枝繁叶茂，让医院的市场生态圈欣欣向荣。

2. 营销渠道精细化，抓大放小

我们要对营销渠道进行细分，区分哪些渠道是用来做口碑的，哪些是用来做形象的，哪些是用来做业绩的。一般来说，医院用来做口碑和形象的渠道，不要奢望能够带来多少市场效益；对于做业绩的渠道，则要宏观布局，精细化操作，确保执行到位。

3. 网络营销与传统营销齐头并进

传统营销往往以发现和挖掘精准的消费者为目标，网络营销则主要承担营造营销氛围和推广销售的任务。在具体操作中，我们可以适当削减传统营销的销售性质，主要用来做口碑，网络营销则更多地集中在营造氛围和宣传推广上，这样能让越来越多的健康需求者获悉医院的医疗信息，同时在良好口碑的作用下，使医院在健康需求者心目中树立良好的形象。

4. 义诊就是义诊，不要作秀

有些医院做义诊相当于作秀，往往在义诊的过程中还带着一些收费性质的诊疗，这就与真正的"义诊"有所冲突。实际上，义诊是指义务为患者诊查疾病，属于公益行为。既然义诊属于公益行为，我们就应该按照公益行为的形式来做。

5. 在新媒体中精耕细作

新媒体的涌现改变了人们的生活习惯，使得人们获取信息的方式变得更加多样化。因此，医院应该重视新媒体的运用和推广，用好新媒体营销，在新媒体中精耕细作，从而取得好的营销效果。

6. 做好客服团队

医院主要的日常工作是医治患者，但也不可缺乏有效的沟通机制。因此，医院应该有一支高效的客服团队，为患者就医提供优质的服务。实际上，患者选择一家医院就诊，往往与客服前期的耐心沟通与交流有关。

7. 突破局限，大胆创新

市场形势多变，我们的营销方式也需要突破局限，勇于创新，从而更好地为患者客户服务。

8. 注重产品特性的包装

我们知道，一个好产品少不了有效的包装，一个响亮的产品名字更便于人们快速地记住。同样，医院也可以在宣传上适当强调医疗设备某些特性的宣

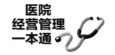

传，从而给患者留下深刻的印象。

9. 执行力必须硬

再好的方案，如果不去执行和实施，最终也是无济于事。所以，在医院营销中，执行力必须过硬。

总之，做好医院的营销并不是一件容易的事情，但也是有章可循的。只要医院管理者善于借助以上方法，就能为医院带来更大的盈利。

医院怎么做好活动营销

医院营销通常分为3类：媒体推广（包括传统媒体和网络媒体）、常规地面营销（如义诊、转诊等）和活动营销。我们平时说的医院"做活动"就是指其中的活动营销。

然而在实践中，有的医院"活动"做得效果好，有的医院却做得不够好。那么，医院要做好活动营销，是否有规律可循呢？答案是肯定的。我们接下来通过完整地回答6个问题，来解决如何做好活动营销的问题。

1. 目的：为什么要做活动

一般来说，医院举办活动营销的目的大致有这样几种：为了快速提升初诊量，为了改善公共关系，为了品牌曝光等。医院做活动的目的，主要是根据医院目前所处的情况、面临的问题来确定的。原则上来讲，一次活动主要为一个目的服务，可以兼顾其他目的。

2. 手段：做什么样的活动

我们在考虑清楚做活动的目的后，就该考虑做什么样的活动了。这时，医院要参考自身的特点，比如自身属于什么性质的医院（营利性还是非营利性、公立医院还是民营医院），主要诊治哪些病种，各病种人群的心理、地域、年龄有何特点等，然后根据实际情况采取相应的活动。

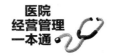

3. 预算：这个活动划算吗

我们在做活动时，一定要有预算的意识，就如"股神"巴菲特所说"亏本的生意不做"。一般情况下，预算应该包括两个方面：一是需要花多少钱，二是可能产生多少收益。在评估收益时，我们要结合活动的目的来看，不能一味地看"可视化收益"，因为可能还会有些"无形收益"在里面，比如形成的品牌美誉度等。

4. 条件：我们是否有条件

医院做活动时要考虑的条件，主要包括自身的人、财、物以及外围条件。举例来说，如果没有合适的场地，可能活动就无法开展；还有些活动，虽然计划好了，结果临时下雨，使得活动不得不暂时取消等。因此，医院做活动时，要充分考虑到各方面的条件。

5. 执行：怎样把活动做成

一个活动按照时间顺序通常可以分为前期、现场和后期。在具体操作中，我们要先精心确定活动当天的流程，即当天要完成的工作；接着，我们要根据活动当天发生的内容来准备相应的"人、财、物、事"，其中的"事"主要指一些协调工作，包括活动的协调会议、汇报会议等；然后将活动任务进行分解，责任到人，让适当的人做适当的事；其间，要对活动的准备情况进行动态监督，以便及时提供支持和调整；在现场活动前夕，我们要进行最后的流程、物品与人员分工的核实；在活动开始时，要做好对宾客的现场接待，并根据前期策划来灵活地执行活动；活动结束时，我们还要做好收尾工作，清点活动现场物品，做到善始善终。

6. 总结：活动做得怎么样

做一场活动，无论最终效果如何，都要总结成败得失，为下一次活动提供更好的经验与指导。

电子商务与医院网络营销

电子商务以技术为基础，借助互联网的高速传播性，有助于使组织对市场做出快速的响应。电子商务可以在网上始终处于营业状态，可以每周7天、每天24小时不停歇地提供服务，真正无缝地实现7/24式营业。患者在线挂号预约，只要符合预约规则，在一天中的任何时间均可以在线预约，获得很大便利。某种程度上来说，电子商务是一种新的商业模式，医院经营管理者应该熟悉与掌握电子商务，并具备电子商务的思维。

医院网络营销就是通过"声、色、图、文、影视"等载体把产品服务信息（外形、功能、价值、信誉、价格等）传输给消费者（如听到、看到、记到、想到、念到）。与传统的营销方式相比，网络营销具有成本低、效率高、传播隐蔽、受众人群广等特点。

医院网络营销是一个系统工程，涉及方面较多，医院需要结合自身实际情况对市场进行分析，从而做好网络营销计划，最终实现营销目的。网络营销计划通常包括医院网站建设、医院信息发布、营销预算，选择网络营销和技术推广的方式，安排网络营销专业人员、客户服务等。医院管理者应当把所有的工作安排到位，从而确保网络营销效果。

其中，医院网站建设是医院网络营销中非常重要的一环。制作医院网站主

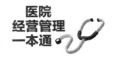

要是为了配合网络营销的开展，网站设计以方便用户、满足用户需求为原则，同时要不断完善网站的营销服务功能，注重与健康需求者的在线互动，注重与用户的交流，改善客户体验，从而使网站更实用。

医院在运用电子商务与网络营销时，有一个发展过程，大致可分为以下4个阶段。

第一个阶段是建设医院网站，将网站作为一个宣传站点，健康需求者可以根据网站上提供的一系列联系方式，如电话、电子邮件、传真、微信等方式与医院联系。目前，几乎所有医院都已经通过各种方式建立了自己的网站。

第二个阶段是医院拓展，主要是进一步丰富网站信息，向健康需求者提供更多的医院信息，目的是树立良好的形象，确立健康需求者对医院品牌的认可。

第三个阶段是在线咨询，这时的医院进入了全面的电子商务阶段，比如为健康需求者提供网上挂号、网上会诊、网上初步诊断等，还可以将有关信息储存到数据库。

第四个阶段是整合运作，即医院各科室均可以自动获得医院通过网络获得的客户信息，实现线上与线下服务的衔接，从而保障医院的高效运营。

医院做新媒体营销并不难

随着互联网技术发展的风生水起，新媒体也层出不穷，现在人们使用频率比较高的新媒体有微信、微博、QQ等社交平台，近几年来微信运营尤为火热。不少医院都开通了自己的微信公众号，不断地在微信公众号上发表文章，包括一系列活动信息等。下面我们重点介绍如何在微信公众号等自媒体上写好文章，从而让受众愿意、乐于浏览，甚至转发分享。

首先，我们在微信公众号上写文章时，文章标题要能够快速引起浏览者的好奇和兴趣，只有这样，读者才会有兴趣接着读下去。我们可以重点宣传某些特性，比如"'点火治病'听说过吗"，那么，"点火"怎么"治病"呢？浏览者会顿然萌生好奇心；也可以通过一些感人的故事引起浏览者的共鸣，还可以通过一些具体的结果来引起人注意，比如"挽救了多少生命"等。

其次，医院在宣传介绍自己的闪光点时，往往少不了对医生的介绍，毕竟医生也是医院重要的医疗资源。在介绍医生时，可以适当介绍医生在相应领域里因过硬医术而享有的某些美称，有助于快速引起浏览者的兴趣；还可以展示医生医术之外的一些信息，比如热衷于画画等，从而让患者感到亲切，有生活气息。此外可以适当突出人物经历的高潮起伏，营造一种传奇氛围，让文章看起来有意思。一个人自卖自夸不是本事，能够赢得别人的口碑才是金字招牌。

因此，还可以适当加入他人对医生的评价，借以烘托医生的良好形象等。

再次，在医院的一些自媒体文章中，常规新闻占的数量往往较多，那么，如何将这些常规新闻写出彩呢？

一是要做到精心策划，把患者带进来，如今，患者已经不太在意你说的是什么，更在意你说的内容跟其自身有什么关系，比如，有的文章标题为"父亲假装患者，为的是看自己的女儿"，人人皆有家庭亲情，这样的故事就容易触动每个人的心弦。

二是将常规新闻"非常规"地写，比如一家妇产医院，接诊了一位聋哑患者，由于患者听不见，医生就通过字条和患者沟通，给患者传递提示或温暖的提醒，后来这件事被报道后，被很多平台媒体转发，文章标题为"产房里一次'无声'的接生，只为了有声的啼哭"。

最后，在宣传自己的诊疗项目时，医院可以跟踪新闻热点，从而建立新闻热点与诊疗项目的联系；还可以用通俗易懂的语言介绍诊疗项目，中间穿插有情感的故事；还可以利用节假日进行宣传，比如"春节期间，如何预防高血压"等。

总之，医院在新媒体文章写作时，可以对文章做"金字塔"结构设计，其中，"塔尖"是文章选题，要做到"高"（有高度，不低俗）和"尖"（独到，挖掘别人没有看到的新闻点）；"塔中"是我们要写作的内容，应做到有趣、故事生动，最好有些悬念；"塔底"就是要思考我们的受众，文章要为受众量身定制。其中，我们要考虑到，发布内容是否能让每个人都感兴趣？是否引起了人们的共鸣？是否让人们读后有所受益？是否让读者看后愿意转发分享？

另外，我们还可以采取多种传播方式，比如"文字+视频""文字+声音""文字+直播""文字+动漫产品"等，从而让我们的营销宣传更加有趣和实用。

案例：一家口腔医院的营销

俗话说"病从口入"，口腔类疾病引发率相对较高，社会上口腔类医院与诊所也是数量众多。为了获得患者，不少医院投入巨资搞营销，然而营销举措如果不当，甚至会造成医院资金链断裂，并使医院经营陷入困境。我们接下来通过一家口腔医院所运用的几种常见营销工具，来看这家医院是如何做好营销的。

1. 广告

广告是向该医院所在区域内的潜在患者群体统一发送诊疗信息。医院选择何种广告载体（户外、网络等）是很重要的，这要视潜在患者群体经常接触哪种媒介而定。一般来说，广告有助于建立该医院的品牌形象，也能拉动医院业务在短期内的快速提升。

2. 促销

这主要发挥了促销的3个功能：一是吸引患者眼球，让患者关注医院推广的医疗服务活动；二是通过费用优惠、礼品赠送、办会员卡等形式给予患者适度刺激；三是给患者就诊发出明确的邀请。医院通过促销与患者进行一对一接触，给患者留下好的印象，但不可急功近利，否则会使得促销过后业绩出现大幅回落。

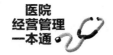

3. 公关活动

医疗服务行业是一个特殊的行业，医院应该通过一些公关活动，打消患者对医院广告的抵触情绪，并在患者心中建立良好的形象。比如，医院做些公益活动，到社区或村镇做免费口腔检查，展示医院的良好服务形象等。

4. 直接营销

这主要针对某个特定患者来开展。在互联网时代，医院直接营销更多地体现为网络应答和邮件营销，以一对一的方式为患者提供个性化服务。

第六章　如何提升医院效益

　　营利性医院自负盈亏，如果效益不佳，就可能面临关门大吉。而非营利性医院，尽管可以获得一部分财政补助，但在市场竞争的大背景下，医院若要扩大规模，改善医疗设施，引进先进的医疗设备，服务更多的患者，同样离不开资金的再投入，这也与效益状况息息相关。可见，任何医院都不能无视效益提升与改善的重要性。

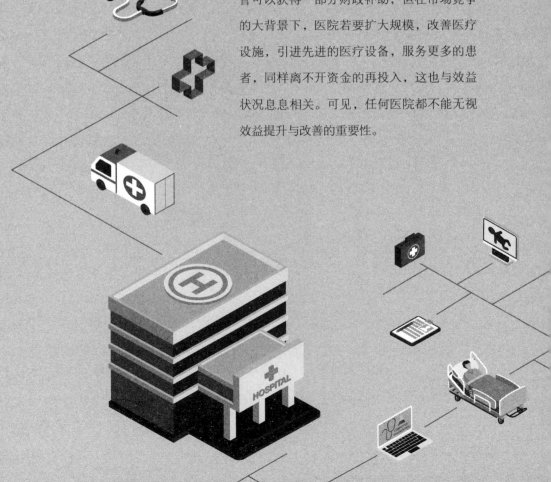

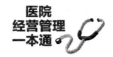
医院的社会效益与经济效益

医院的社会效益主要是给全社会带来的正面影响和效果，经济效益则主要指利润回报。公立医院和私立医院同属于医疗行业，服务对象都是人，目的都是治病救人，医疗的人文精神是一致的。从这个意义上来说，不管什么性质的医院，都属于社会公益事业的一个组成部分。

当前，尽管我国正在把市场机制引入医疗卫生领域，但是医院仍是带有社会福利性质的单位。可以说，经济效益应该不是医院追求的唯一目的，但可以作为医院存在和发展的一个重要基础。医院经营管理者需要明白，在不影响社会效益和技术效益的原则下，重视经济效益是应该的。有了一定的经济效益，医院才能有更多的资金投入到社会效益和技术效益中去。

医院的福利性质决定了它先要追求社会效益，医院的技术性质（如承担一定科研任务）决定了它必须追求技术效益，医院的经营性质则决定了它还需要重视与追求经济效益。

不管是什么性质的医院，在追求经济效益时，都决不能影响社会效益和技术效益，这是一个原则问题。如果丧失了这个原则，医院追求的经济效益就失去了意义，甚至会产生危害。无论是公立医院还是私立医院，其闪光点一般都聚焦于社会效益和技术效益，也只有这样的医院，才能有良好的长期发展。

对医院来说，其经济效益不是独立存在的，往往伴随社会效益和技术效益的产生而产生，随着社会效益和技术效益的发展而发展。比如，在现实中，患者选择到一家医院就诊，往往是基于医院良好的人文环境、好的口碑、高超的技术水平等因素，鲜有基于医院一年产值或盈利多少去就医的。这就告诉我们，如果没有社会效益和技术效益，医院的经济效益要进一步发展也是难以实现的。

当然，医院要开展社会公益事业，要引进先进的医疗设备，要安排医护人员进修学习与提高水平，没有相应的经济效益做支撑也是难以实现的。另外，医院的技术效益往往是为社会效益和经济效益服务的，否则就是"唯技术论"，也就失去其意义了，因此，医院的社会效益和经济效益要协调发展。

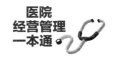

怎样提高医院的经济效益

在市场经济条件下，大多数医院要自负盈亏，接受市场的考验。因此，如何不断地降低成本，提高医院的经济效益，成为医院经营管理者必须面临的问题。接下来，我们提供几个提高医院经济效益的方法。

1. 有效管理净资产，科学合理地分配和使用结余

医院的净资产指资产减去负债以后的结余，一般包括事业基金、专用基金、固定基金等。它标志着这家医院的经济实力和资本规模。在使用结余部分时，医院一定要有科学的计划和安排，要能接受员工的广泛监督。这样才能充分调动员工的创造性和积极性，以更好地投入工作，去创造效益。

2. 提高医护人员的服务意识，提升医疗服务质量

患者对医院医疗服务质量的感受与评价会直接影响医院在社会上的声誉。因此，无论公立医院，还是私立医院，都必须狠抓医疗服务水平。只有这样，才能使患者就医时越来越多地选择本医院，从而有效提高医院的经济效益。

3. 有效加强医院的成本核算

现在的医院已经成为一种具有相对独立经营管理权利的实体，要面临很多经济管理上的问题，其中一个重要问题就是成本核算与管理。为此，医院可以从这样几个方面入手：一是建立相应的成本管理制度，将具体责任落实到相应

的科室、岗位及个人，不断加强医护人员的成本意识，有效降低成本；二是有效控制成本，尽可能削减不必要的消耗；三是提高医院的成本效益，利用有效的资源创造最佳的效益。

4. 有效管理医院财务，增进对资金的利用效率

很多医院财会人员觉得只要把钱管好就行了，却忽略了对于医院资金的有效利用。其实，医院财会人员在严格遵守资金管理的相应制度时，可以选择一些比较灵活的使用资金的方法，从而提高各项资金的运转速度，有效防止坏账、呆账以及资金沉淀，盘活医院资金的存量，促进资金的良性循环。同时，医院财会人员应及时分析并反馈流动资金的信息，牢固树立起资金效率的意识，通过科学的结算方式，使存量资金得到良好的保管与较高的利用率，从而确保资金保值和增值的目的。

5. 树立现代化财务管理意识

医院中的财务管理者要熟练地掌握现代化的经济管理办法，比如可以采用投入产出分析、技术经济分析、量本分析等方法，采取经济预测、综合效益评价以及可行性研究等相应的技术方案，对医院的财务进行有效管理。

总之，医院通过不断改进医疗服务为提升经济效益打好根基，再结合相应的高效财务管理，必然有助于提高医院的经济效益，促进医院的长期发展。

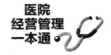

医院的运营成本分析

一名医院经营管理者，应该对医院的运营成本有足够的了解。一般来说，公立医院和民营医院的成本构成会存在一些区别，我们接下来了解一下公立医院和民营医院的运营成本都包括哪些部分。

对于公立医院来说，其全部成本可以参考下述公式：

医院全成本＝医疗全成本＋科教项目支出形成的固定资产折旧和无形资产摊销

其中，医疗全成本的公式为：

医疗全成本＝医疗成本＋财政项目补助支出形成的固定资产折旧和无形资产摊销

相应地，医疗成本的公式为：

医疗成本＝医疗业务成本＋管理费用

我们再来看医疗业务成本的公式：

**医疗业务成本＝人员经费＋卫生材料费＋药品费＋固定资产折旧费＋无形资产
摊销费＋提取医疗风险基金＋其他费用**

公立医院除了上述划分成本的方式，还可以统称为医院总成本，然后在医
院总成本下再划分出科室成本（通常有临床科室成本、医技辅助科室成本和行
政科室成本），在临床科室成本和医技辅助科室成本下又可以划分出医疗服务
项目成本。

了解了公立医院的成本构成后，接下来再来看看民营医院的成本。一般
来说，民营医院大多为营利性医院，其性质决定了它的生存与发展要受到市场
规律的深刻影响。民营医院的成本核算，往往不能像公立医院那样进行事后核
算，而应该事前核算，事中调控。民营医院成本核算的目的在于降低总成本费
用，减轻患者负担，提高医院的经济效益。

通常情况下，民营医院在进行成本核算时，可以从整体核算、病种核算与
成本预算3个方面去衡量。在进行整体核算时，我们先看一下民营医院总成本
的公式：

民营医院总成本＝固定成本＋变动成本

其中，固定成本的公式为：

**固定成本＝房屋租金或房屋折旧＋设备折旧＋房屋修缮＋零星工程＋设备维修＋
水电＋基本工资＋办公费＋清洁排污费＋绿化费＋交通费＋杂项购置**

固定成本一般约占到民营医院总成本的60%，这个成本无论医院有无患
者，以及患者多少，都会产生。变动成本的公式为：

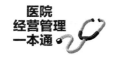

$$变动成本＝药品＋各类营销成本＋耗材$$

变动成本约占民营医院总成本的40%。一般来说，民营医院有患者上门时才会产生变动成本，有变动成本才产生毛利润，有了毛利润才能去抵消固定成本，并最终产生净利润。

民营医院在进行病种核算时，会考虑下面的公式：

$$单病种毛利润＝单病种实际收入—单病种变动成本$$

其中，单病种实际收入是指该病种的总收入。单病种变动成本的公式为：

$$单病种变动成本＝药品＋各类营销成本＋耗材$$

在上述整体核算与病种核算的基础上，民营医院会进行相应的成本预算。我们从民营医院的成本分析中可以看到，民营医院要实现赢利，主要从两个方面去实现，一是增加就医的患者量，二是增加单病种收入（如提高诊疗价格）。

在当前医院竞争的压力下，以及为了有效缓解"看病贵"的问题，医院比较可行的方式是增加就医的患者量，增加的途径主要有两个：一个是市场推广，一个是口碑吸引。而市场推广又主要通过媒体宣传与人员推销（如建立转诊网点），这中间产生的费用，通常需要列入成本预算的变动成本部分（如各类营销成本）中。相比较而言，医院通过口碑吸引来增加患者数量，可以有效减少变动成本，从而增加赢利的机会。

增强医院的财务管理能力

医院财务管理能力是医院竞争力的一个重要组成部分。医院增强财务管理能力的主要途径有以下几个方面。

1. 加强财务信息化管理

财务信息化建设是信息时代的必然趋势，医院加强财务信息化管理，不仅能降低成本，提高财务工作效率，还可以提升医院的核心竞争力。

不过，财务管理信息化建设能否取得成效，取决于财务人员的信息化工作能力的强弱。为此，财务人员要掌握先进的现代信息技术，有针对性地进行业务培训，为财务信息化建设提供有力的保障。

2. 加强医院财务成本控制与成本核算

医院可以建立财务统一管理下的会计核算与成本核算结构，实现财务管理与成本核算工作的高效统一。从市场经济发展的角度来看，医院的财务管理机构应当是高效集中的。也就是说，财务部门的工作与经济核算办公室应该直接隶属于总会计师领导，使得各种财务资金信息和决策信息高度集中，从而有利于医院财务信息的共享与互通，有利于医院领导做出科学正确的决策。

医院还应注重成本信息数据的采集工作，掌握医院内的财务与非财务、数量与质量、经济与非经济、物质与非物质等涉及经济成本的各项数据。医院

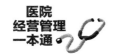

可以对竞争对手和整个行业价值链进行分析，从而了解市场动态，把握市场走向。医院还要兼顾成本核算与业务需求，适当改进业务流程，改进医疗护理和行政管理流程，加强规范化、科学化管理，要对患者的诊疗过程，医疗器械的使用、维护、折旧，以及药品的采购等进行全程化管理。

3. 注重财务管理的创新

医院要有资本运营管理的观念，以确保资本保值与增值，并注重资本的投入产出效率。为此，医院不仅要通过内部资源的优化组合来实现保值创利，还要利用一切融资手段，实现资源的效益最大化。医院可以通过融资和股份合作等形式，兼并、联合与组建医疗集团等途径实现医院的扩张，对医院内外资源进行有效整合与优化配置。

医院管理者还要有风险价值观。当前，医院经营呈现出高风险和风险形式多样化的趋势，具体表现在两个方面。

（1）医院负债比率较高。有的是欠下银行贷款，有的是挤占、挪用药品公司的应付账款等，这些还贷成本加大了医院的财务支出费用，还可能在一定程度上影响医院的信誉，为此，医院可以通过公开招投标的方式，降低采购成本，减少不必要的负债。

（2）医患纠纷与经济合作纠纷。这会直接影响医院的经营和收益。为此，医院的全体员工要有责任意识和风险意识，一旦出现医疗事故，要坚决按照规定的条例执行，从医院内部管理上降低医患纠纷的风险。同时，医院还可以聘请专业人才或专业公司来把关各类经济活动，从而避免不必要的经济合作纠纷。

医院财务管理是一项综合性的管理工作，涉及对内和对外管理的各个方面。我们需要不断地学习国内外先进管理经验，在实践中不断摸索，不断创新，从而致力于增加医院的综合效益，提高医院的综合竞争力。

民营医院提升效益的技巧

民营医院在市场中面临着较大的压力，唯有把经营管理做细做强，从每一个环节中去争取效益，才有可能在严峻的市场淘汰赛中"幸存"下来，并走向壮大。那么，民营医院在哪些方面可能会出效益呢？

1. 管理型效益

俗话说："火车跑得快，全靠车头带。"医院管理是一项会影响医院全局的工作，医院要有好的整体效益，离不开科学管理。所以，民营医院一定要有向管理要效益的意识。

2. 质量型效益

医疗质量是医院的根本和命脉，只有为患者治好病，才可能有回头客，才能使医院有好的口碑和品牌。所以，民营医院"再穷不能穷质量"，在医疗质量方面决不能含糊，要保证医疗服务的高质量。同时，谨记医疗质量是民营医院在市场浪潮中站稳脚跟的基础。

3. 专科型效益

通常来说，民营医院的规模普遍不如公立医院。为此，民营医院要充分发挥自己"船小好调头"的灵活性优势，重点推出特色专科，以个性化的服务尽可能弥补市场中相应的空白区域，通过过硬的专科优势在相应的小众市场里取胜。

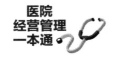

4. 服务型效益

一般来说，一些知名度高的大型公立医院拥有数量庞大的患者与潜在患者群。由于数量过于庞大，有时患者仅挂号就要等好久，这在很大程度上影响了医院对患者的一对一服务。民营医院可以为患者提供更加人性化的服务，用暖心的服务赢得患者的光顾。所以，民营医院在常规医疗之外，一定不要忽视优质的人文服务，这有可能成为民营医院吸引患者的一个重要因素。

5. 安全型效益

民营医院一定要防微杜渐，尽可能避免医疗安全事故。一场医疗安全事故，有可能给民营医院以致命的打击，尤其是加上本就对民营医院缺乏认同的舆论的推动，可能会对医院信誉造成不利影响。所以，民营医院能够杜绝医疗纠纷和医疗事故的发生，增强对医疗安全事故的应对机制，本身就是增效。

6. 设备型效益

民营医院要维护好医疗设备，提高设备的利用率，挖掘与捕捉设备宣传的亮点，要将设备、设施的潜在市场优势充分发挥出来，从而更好地服务患者，创造效益。

7. 团队型效益

民营医院的全体员工一定要"抱团打天下"，消除影响内部沟通的任何隔阂，推动内部的精诚合作，发挥团队的力量和智慧，在全员合作中提高效率、创造效益。

民营医院创造效益的渠道还有很多，比如，积极引进与培养创新型人才、复合型人才，使人才效益最大化；医院要树立明确的长、中、短期经营目标，将员工个人奋斗目标与集体目标有机结合起来，激励全体员工共同努力，向着医院的整体目标以及个人的幸福目标共同努力，从而营造医院生机勃勃的工作氛围，产生激励型效益。

临床科室的经营管理术

医院通常是由各临床科室组成的集合体，临床科室不仅是实现医疗服务功能的基本单元，也是医院的经营责任中心。可以说，一个临床科室堪称是一个相对独立的经营模块，科室的经营绩效影响着医院的整体绩效。

我们应该如何寻找科室经营发展的瓶颈所在？如何对科室提供的医疗服务进行市场分析与定位，从而便于拓展市场？如何优化科室业务流程？如何调动医护人员的工作积极性？只有解决了这些问题，才能够有效地改善临床科室的经营绩效，进而扎实提升医院的整体经营绩效。

医院科室的经营范围从广义上来说包括医疗、教学、科研和经济管理4个方面，从具体范围上来看则包括科室内部的人、设备、财务、业务、流程、品牌和价格等。通常情况下，医院的科室主任基本上由临床专家担任，他们精于医疗、教学和科研，但是往往缺乏经营管理理念和方法。因此，医院在选拔与培养科室管理人员时，要适当注重被选拔人员的管理水平，必要时予以相应的管理培训，从而完善科室主任的管理职能，以更好地整合科室资源。

在优化科室经营管理时，我们一般从市场拓展、调整医疗服务项目、优化科室内部流程、供应链优化和绩效管理等5个方面入手。其中，有效的市场拓展要求通过市场调研进行科学的市场定位，并以更好的医疗服务水平来提高患

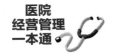

者满意度和不断吸引患者。调整医疗服务项目则是根据科室的市场定位来及时调整科室所提供的医疗服务项目，以满足患者的各种需求的整个过程，它对提高科室的品牌声誉和创造经济价值有着重要的意义。

优化科室内部流程往往是成本控制和医疗质量管理的突破口，核心是寻找并突破瓶颈，包括人力瓶颈、设备瓶颈和工作流程瓶颈。供应链优化则是对科室内部与科室外部所构建的物流流程进行优化，重点是提升物流管理效率和减少物流过程中的损耗。

绩效管理对于科室经营改善有着很重要的作用：一方面来说，科室需要通过绩效管理建立一个好的分配机制，从而激励医护人员更好地支持科室经营改善；另一方面，科室通过好的绩效管理体制，保证科室的经营目标与医院的经营目标达成一致。

医院运营者的项目管理思维

项目是指具有某种属性的一类工作任务，项目的基本属性包括以下几个方面。

（1）不可重复性。项目有明确的起点和终点，通常没有可以完全照抄的先例，项目往往带有某种创新的性质，这是项目与其他重复性工作的最大区别。

（2）独特性。即便有些项目提供的产品、技术和服务具有类似性，但其时间、地点、内外部环境、自然和社会条件必然存在一定差别，有其自身的独特性。

（3）目标确定性。项目的目标通常是明确的，如果项目目标的实质有了变动，就不再是原来的项目，而成了一个新的项目。

（4）组织的临时性和开放性。项目开始时要组建项目团队，项目结束时团队就要解散，项目团队成员可以来自于组织内外，通过合同、协议和其他社会联系组合在一起，具有一定弹性。

（5）成果的不可挽回性。项目只有两种结果：成功或失败。达到预期目标即为成功，未达预期目标即意味着失败。为此，项目务必要求精心设计、制作和控制，以确保达到预期目标。

简而言之，项目就是在特定条件下具有特定目标的一次性的任务。可以说，项目是一种创新性活动，创新的成分越多，越具有不可控性，越需要项目

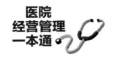

管理。对医院来说，每一次经营管理活动，均可以视为一个项目。医院项目管理的基本特性包括以下几个方面。

1. 普遍性

项目作为一种创新活动，普遍存在于医院管理活动中，医院的各种成果，几乎都是通过项目的方式来实现的，员工的各种创新想法、建议也可以转化为项目，并以项目的方式予以验证。

2. 目的性

医院的每一个项目均有其明确的目的，这也是项目得以开展的一个重要前提。医院项目管理也是为满足或超越项目预期目的而服务的。

3. 独特性

医院项目管理不同于一般的临床科学管理，也不同于常见的行政管理，而是遵循项目管理知识体系。该知识体系包含9个领域：项目范围管理、时间管理、成本管理、质量管理、人力资源管理、沟通管理、采购管理、风险管理和项目整体管理。医院项目管理通常按照项目管理独特的规律和方法来开展。

4. 集成性

一般的医院管理，会对管理进行分工形成专业管理，如医疗质量管理、人力资源管理、财务管理、行政管理、营销管理等。而医院项目管理却强调管理的集成性，从而减少不必要的管理壁垒，保障项目管理的高效。

5. 创新性

医院的每一次项目管理，都可能有新的预期目标，也可能会遇到新的问题，这就使得医院项目管理充满了创新性和突破性。

最后，随着市场经济的发展，无论是营利性医院还是非营利性医院，都可以将医院的每一次经营管理活动视为一个项目去做，并按照项目管理的要求去实施，从而更好地整合资源，优化医院的经营管理。

案例：某三甲医院临床科室管理

　　某大型三级甲等医院的一个临床科室的人均收入、每床收入、每千元固定资产收入和每平方米建筑面积产生收入均低于全员平均值，在全院科室中排名靠后，因而医院高层决定改善经营管理。该科室致力于通过内部管理提升效率，通过科室外部经营提升效益，最终促使科室的效率和效益得以大幅度提升。

　　该科室在改善管理中采取了这样的流程：获取领导支持、组织改善团队、评估现状、发现改善机会、制订改善方案、执行改善方案、反馈改善结果。其中，评估科室现状和发现改善机会是该科室最终提升管理水平的基础。在评估时该科室进行了如下工作。

　　（1）了解了一些基本情况，如科室的历史背景、发展现状等。

　　（2）梳理了科室的工作流程，如住院流程、诊疗流程、护理流程、耗材管理流程、出院流程等。

　　（3）盘点了科室占有资源的情况，如科室人员构成、设备金额等。

　　（4）对患者来源进行了分析，如患者来自于本地区内还是本地区外，从而便于进一步发现潜在市场。

　　（5）了解科室的服务产品、技术特色，以及治疗项目的成本与收费

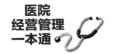

标准。

（6）分析了科室的经济现状，如收支情况、收入结构、成本结构、人均结余等。

（7）分析了存在一定竞争关系的科室情况。

在寻找改进机会时，该科室明确关键点。比如，该科室发现其门诊收入占医院总收入的比重仅为1%，具有极大的增长潜力，于是将日均门诊量作为经营改善的关键指标。同时，该科室还从开源节流的角度出发，立足于提高科室资源利用效率和增加外部经营效益，最终达到提高经营管理效率和获得更大效益的预期目标。

该科室在改善管理的过程中，还增加了诸如培训、经营瓶颈分析与改善、加强收费管理、调整医疗服务项目、业务流程重组和业务用房的充分利用等环节，经营绩效取得了突飞猛进的效果。该科室对比经营管理改善后的全年结果，其科室总利润比上年度大为增长，人均利润大幅提高，科室收入在医院各科室排名中也有了显著进步。

同时，该科室原先一度存在的人浮于事等不良现象得以消除，医务人员绩效工资得以提高，科室整体面貌发生了深刻变化，医务人员的工作积极性明显提高，医疗服务质量得以极大改进，科室美誉度也大大提升。

第七章　绩效分配是门大学问

　　由于医疗工作具有专业性和特殊性，因此医务人员在工作中享有较高的自由度和独立性，医院难以通过细致的量化规定让医生如同计件工人一样工作。医院绩效管理堪称医院管理中的一项核心工作，它不仅要激励医务人员自发提高工作积极性，还要实现医务人员个人利益和医院整体效益的协调统一，从而为实现医院的战略目标提供有力的支撑。

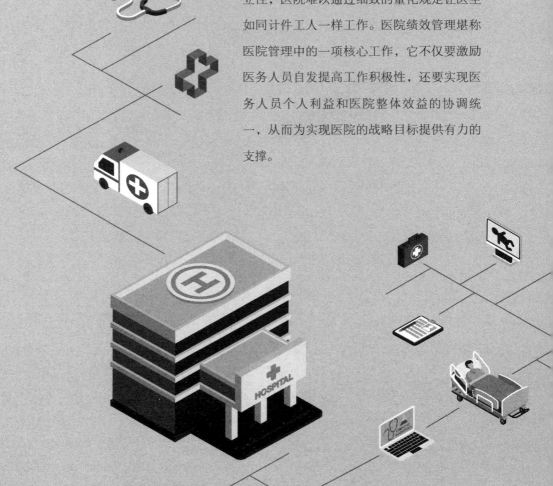

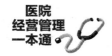

医院绩效考核现状

医院绩效考核的内容主要包括医院工作人员的工作业绩、工作能力、工作态度以及日常表现等方面。其中，工作业绩包括任务业绩、管理业绩等；工作能力是指专业技术能力和综合能力；工作态度是指人员对待工作的态度和工作作风，其考核指标通常有工作主动性、工作责任感、工作纪律性、协作性和考勤状况等；日常表现则主要指日常工作中的表现状况等。

当前，无论是公立医院还是民营医院，在员工绩效考核方面均不同程度地存在一系列问题。其中，公立医院在绩效考核中面临的问题主要如下。

（1）考核方式偏重于经济效益。有些公立医院过于注重经济效益，往往根据营业收入标准来考核员工，这可能会导致一些工作人员为了达到考核标准，放低职业道德底线，去追求经济效益，从而在一定程度上影响了医患关系。

（2）管理层绩效考核的意识淡薄。有些公立医院仅考虑到员工个人的绩效考核，却忽略了对医院、科室、部门的整体绩效管理，还有些公立医院在绩效管理上仅停留在奖金分配方面，未将对员工的激励与医院的战略目标结合起来，使得医院绩效管理流于形式。

（3）绩效考核标准的设计缺乏合理性和科学性。医疗服务是一项特殊的服务，其绩效考核涉及服务质量、患者满意度、整体效益等多个因素，有些公立医院在制定绩效考核标准时，仅考虑其中的部分考核指标，从而影响了绩效考核标准在设计上的合理性与科学性。

其实，民营医院在绩效考核方面，也存在着类似的问题。比如，有些民营医院的绩效考核标准比较模糊，在对一个工作岗位进行考核时，有时用"出色完成""较好完成""一般完成"和"基本完成"等词汇描述，难以将考核程度通过量化区分。有些民营医院对岗位职责的定义比较模糊，使该岗位不便于进行科学考评。还有些民营医院仅仅是走过场，在绩效考核后没有对被考核者及时予以反馈，从而未能充分利用绩效考核结果。

总的来说，绩效考核是医院经营管理的一个重要方面。在考核过程中，医院要充分认识到医疗服务的特殊性。除了适度将考核标准与工作人员的业绩挂钩，还要重点考核工作人员的工作能力与工作态度，从而使得医院绩效考核逐渐走上健康发展的轨道。

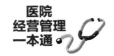
绩效分配中的6个争议

再完美的绩效分配方案，也可能会存在争议。接下来，我们梳理一下绩效分配中常见的6个争议。

1. 绩效分配结果是公开好还是保密好

关于这个问题，我们不妨先看个小故事。有个医院院长请几位科室主任（中层干部）吃饭。在第一个科室主任到来时，院长亲自给他倒茶，他感觉院长很器重自己，因而很高兴。第二个科室主任来时，院长照样亲自倒茶。这时，第一个科室主任就有了些想法，认为院长给第二个科室主任倒的茶要比自己多，感觉自己的"受重视"程度不如第二个科室主任。

其实上面的故事浅显地说明了一个现实存在的问题，那就是绩效考核分配结果公布后，容易引起人们的攀比。为此，医院如果确实需要公布绩效考核结果，可以同时公布员工个人相应的考核业绩，从而避免员工之间的盲目攀比。

2. 医务科与护理部是否应在同一分配水准上

在实践中，有些医院会将职能科室分为若干类，比如将与临床直接有关的归为一类，与临床无关的归为另一类。还有的医院认为医务科和护理部最忙，应区别于其他部门，因而同属于一类。一般情况下，无论医院采取什么样的理由，员工待遇都要与其职责相关。医院各职能部门的岗位职责应予以明确，合理设置区分度，从而让职工公开、公平、公正地进行竞争。

3. 医技科室是否应该比临床科室分得多

在相对工作量一致的情况下，临床医生在绩效分配时，会比医技人员分得多些。这是因为医技人员往往需要利用许多资源，如一系列体检设备等，此外，医技人员的"风险"程度会比临床科室小一些。当然，这也不是绝对的，通常会考虑到各自的贡献度来定。

4. 外科医生做手术时应该如何分配补贴

不少医院为外科医生设立了手术"站台"补贴，以表示对医生辛苦劳动的认可。由于手术组成员包含主刀医生、第一助手、第二助手等，各自发挥的作用不一样，因此分配标准也会有区别。在具体分配上，医院应该根据自身实际特点来定。

5. 不同科室之间的护士在分配标准上是否应该有差距

由于医院内部各科室之间的效益不同，因此各科室的绩效工资水平也会有所不同。如果一个护士被安排在效益较好的科室里，其绩效工资就会更多一些；若安排到效益较差的科室，绩效工资可能就会少一些。为了避免护士都愿意到效益好的科室，而不愿意去效益差一些的科室，医院可以适当给护理部一部分绩效工资，从而让护理部根据护士的工作特点自行予以调节分配。

6. 绩效工资标准应该是多数人支持还是少数人支持

通常情况下，绩效工资有两个主要功能：一是落实管理责任，二是提高员工待遇。在制定绩效工资标准时，应该根据其实际情况来定。举例来说，夏季时，病房需要开空调，然而有些病房内的窗户被病人无意中打开了，需要有医护员工发现这种情况时主动关窗，并调节空调气温，科室准备从绩效工资总额中拿出一部分用来奖励，该科室列出3元、5元、10元、50元、100元不等数目的奖金，征求大家意见，以决定选择哪个数目的奖金。这时，对很多医护人员而言，选择100元最有利。如果该科室听取大多数人的意见，决定"关窗并调

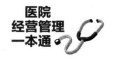

节空调一次奖励100元"，显然有对于简单工作奖励偏多之嫌。当然，如果医院是为了让全体员工增加福利、普遍提高待遇，这时的分配方案一般就需要获得多数人的赞同。

如何规避"九不准"

在"新医改"中，我国致力于改革医院人事制度，完善医院分配激励机制，推行聘用和岗位管理制度，实行以服务质量及岗位工作量为主的综合绩效考核和岗位绩效工资标准，从而有效调动医务人员的积极性。

为了加强对医疗卫生行业的绩效考核的管理，我国国家卫生计生委、国家中医药管理局在2013年12月联合制定了《加强医疗卫生行风建设"九不准"》（简称"九不准"）。其中明确规定，对于违反"九不准"的医疗卫生人员，由所在单位给予批评教育、取消当年评优评职资格或低聘、缓聘、解职待聘、解聘；情节严重的，依法给予责令暂停执业活动或者吊销执业证书等处罚；对于涉嫌犯罪的，移送司法机关进行处理等。

一般而言，"九不准"主要适用于公立医疗卫生机构，如公立医院，民营医院同样可以借鉴。我们接下来了解"九不准"包括的内容。

（1）不准将医疗卫生人员个人收入与药品和医学检查收入挂钩。医院应严禁向科室或个人下达创收指标，严禁将医疗卫生人员奖金、工资等收入与药品、医学检查等业务收入挂钩。

（2）不准开单提成。医院应严禁在药品处方、医学检查等医疗服务中实行开单提成的做法，严禁医疗卫生人员通过介绍患者到其他单位检查、治疗或

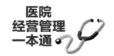

购买医药产品等收取提成。

（3）不准违规收费。医院应当严格执行国家药品价格政策和医疗服务项目价格，公开医疗服务收费标准和常用药品价格；严禁在国家规定的收费项目和标准之外自立项目、分解项目收费或擅自提高标准加收费用，严禁重复收费。

（4）不准违规接受社会捐赠资助。医院应当严格遵守国家关于接受社会捐赠资助管理有关规定，接受社会捐赠资助必须以法人名义进行，捐赠资助财物必须由单位财务部门统一管理，严格按照捐赠协议约定开展公益非营利性业务活动。

（5）不准参与推销活动和违规发布医疗广告。医疗卫生机构和医疗卫生人员应当注意维护行业形象，严禁违反规定发布医疗广告，严禁参与医药产品、食品、保健品等商品推销活动。

（6）不准为商业目的统方。医院应当加强本单位信息系统中药品、医用耗材用量统计功能的管理，严格处方统计权限和审批程序。严禁医疗卫生人员利用任何途径和方式为商业目的统计医师个人及临床科室有关药品、医用耗材的用量信息，或为医药营销人员统计提供便利。

（7）不准违规私自采购使用医药产品。医院应当严格遵守药品采购、验收、保管、供应等各项制度；严禁医疗卫生人员违反规定私自采购、销售、使用药品、医疗器械、医用卫生材料等医药产品。

（8）不准收受回扣。医疗卫生人员应当遵纪守法、廉洁从业，严禁利用执业之便谋取不正当利益。

（9）不准收受患者"红包"。医疗卫生人员应当恪守医德、严格自律，严禁索取或收受患者及其亲友的现金、有价证券、支付凭证和贵重礼品。

绩效管理中的3个误区

在医院绩效管理实践中，不少医院经营管理者还存在一些误区，我们在实践中应力求规避。这些误区表现如下。

1. 绩效考核主要针对一线员工

在我国不少医院中，绩效考核中的处罚对象往往是一线员工，很少是医院管理者。这种绩效考核方式一方面缺乏对管理者的考核压力，容易带来管理无效或效果弱化，另一方面也会使得一些员工心生不满。

举例来说，有家医院的某科室出现了问题，很快就得以解决。问题之所以能够快速解决，一个重要原因是该医院的绩效考核方案对科室管理者有着明确规定，事关管理者切身利益，管理者能够快速做出响应，也就便于问题得以快速解决。

2. 绩效分配的公平性问题

有些医院依据医生的职务、职称、学历等"硬性"因素来分配奖金，认为这样比较"公平"，那么，事实是否如此呢？其实不然，一般来说，员工的个人资历可以体现在工资定级上，但在奖金分配时若还按照"资历"，就难免有失公允。因为这种做法尽管有助于保护部分人的利益，但是会损伤那些做了大量有益工作的员工的积极性。奖金分配宜于按照"多劳多得"的原则，这样有

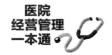

利于激发员工的工作热情。

3. 绩效管理以奖为主，极少处罚

国外发达国家和地区的医疗体系中，对于员工看似很少扣罚奖金，然而医护人员一旦行为违规，可能会面临更严重的处罚，比如被医院开除等。所以，国外发达国家和地区的医院在绩效管理上同样奖罚并存。相对来说，在绩效考核方案中，我们应该奖罚同举，从而达到奖优罚劣的目的。

当前，我国大部分医院施行院科两级的绩效考核方案，第一级针对科室考核，第二级针对个人考核。这两级考核的标准均从工作数量和工作质量两个方面予以制定。

其中，医院对于各科室的绩效考核，工作数量上体现为加强各科室的成本控制，在工作质量上体现为科室工作规范的落实、工作任务的完成率以及第三方评价等。

在对员工的考核上，工作数量主要包括收入、成本、工作时间等指标，这方面应体现"多劳多得"的原则，以激发员工的工作积极性；在工作质量方面，考核指标可以采取KPI（Key Performance Indicator，关键绩效指标）。通常来讲，KPI不宜过多，以不超过10个为宜。KPI应体现医院首要解决的问题，分清轻重缓急，切忌眉毛胡子一把抓。

设计薪酬体系的"七步走"

设计薪酬体系是医院绩效考核中的一项重要内容。那么，医院应该怎样进行薪酬体系设计呢？我们在这里介绍7个步骤。

1. 确定薪酬管理原则

一是内部公平性原则，员工只有认为薪酬是公平的，才会认同薪酬的激励。二是外部竞争性原则，医院工资水平要高到可以吸引和留住员工，反之可能会导致员工的流失，同时，人工成本要保持在成本可控的范围内。三是激励性原则，薪酬制度应该对员工有强烈的激励作用。四是灵活性原则，医院在不同的发展阶段，应该根据市场环境的变化而调整薪酬。五是合法性原则，薪酬管理要受到国家法律和政策的约束，符合国家最低工资标准的规定。

2. 制定薪酬战略

医院制定薪酬体系，最终目的是实现医院的战略目标和愿景规划。为此，医院在设计薪酬体系时，应该从医院整体发展的战略角度出发，努力使薪酬体系与之相匹配，从而增强医院在人力资源上的竞争力。

3. 开展薪酬市场调查

医院在设计薪酬体系时，需要对行业薪酬状况进行调查，从而将员工薪酬水平确定在一个合理的范围内，保持企业发展所需的人力资源和对外竞争力。

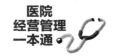

4. 建立岗位价值序列

通常来说，医院为了避免各岗位之间的薪酬差距拉大，可以分析各岗位的岗位价值量，依据科学方法对岗位价值进行测定并排序，从而使每个岗位上的员工都能够清晰地了解本岗位价值。

5. 合理确定薪酬结构

薪酬结构是组成薪酬数量的各种成分及其比重，主要包括基本薪酬、奖金、津贴和补贴、福利。一般来说，基本薪酬是员工收入的主要部分，也是计算其他薪酬收入的基础；奖金分为绩效奖金和效益奖金，绩效奖金反映了员工的工作业绩，效益奖金反映医院的经济效益；津贴和补贴是一种补偿性的劳动报酬，具有一定的灵活性；福利是医院在员工工作收入之外，向员工本人及家属提供的货币、实物及一些服务形式，它包括法定福利和单位福利。法定福利是根据国家法律要求，用人单位必须向员工提供的福利，具有强制性，如社会保险等。单位福利则是根据单位自身特点提供的一些福利项目，如为员工缴纳重大意外商业保险等。

6. 建立科学合理的薪酬制度

薪酬制度是以员工劳动的熟练程度、复杂程度、责任及劳动强度为基准，按照员工实际完成的劳动定额、工作时间或劳动消耗而计付的劳动报酬。按照付酬对象的不同，可以分为职位薪酬制、技能薪酬制、资历薪酬制等。其中，职位薪酬制是指员工薪酬收入多少由员工所担任的职务决定；技能薪酬制则根据员工技能、专业水平来决定薪酬收入的多少；资历薪酬制则根据员工的学历、工作年限等因素决定其薪酬收入的多少。

7. 薪酬职业生涯管理

医院在设计薪酬体系时，应充分考虑员工的职业生涯发展，适当根据员工在医院服务年限、员工学历等因素评定工龄工资，培养员工对医院的忠诚度，从而既强调对员工短期激励的作用，也强调对员工长期激励的作用。

绩效分配方案怎么做

医院在制订绩效分配方案时，通常会从3个维度展开，一个是分配层级数，另一个是分配依据，还有一个是绩效考核方法。

1. 分配层级数

从分配层级数来看，现在大多医院采取科室二次分配模式，也就是说，医院先将绩效薪酬分配至科室，再由科室分配至医务人员。

采取这种分配模式的原因主要有：医院信息化程度有限，难以核算到个人或者医疗组；医院缺乏考核医务人员的有效方式，难以一次性将薪酬分配至医务人员个人；将薪酬分配权限下放至科室，也有利于科室主任管理。

当然，这种分配模式也存在弊端，比如有可能使得科室二次分配缺乏透明度，造成医务人员实际薪酬难以与个人劳动直接挂钩，分配结果难以服众，甚至可能引发科室内部矛盾。

因此，在具体实施中，医院可以根据自身实际情况，选择医院一次分配（即医院直接将薪酬分配至员工个人）、科室二次分配或医疗组二次分配（即医院将薪酬分配至医疗组，再由医疗组分配至小组成员），也可以两种或三种分配模式结合起来使用。

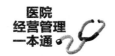

2．分配依据

从分配依据来看，医院临床科室通常采用的分配模式是"（科室收入－科室支出）×科室分配系数×个人绩效考核系数"，也就是说，根据科室收支结余情况，结合岗位职称、工作量等考核结果进行分配。

这种分配模式操作简单，易于控制，但存在一些不足之处。比如，不同诊疗项目的定价可能有不尽合理之处，科室收入难以如实反映医疗服务价值；科室成本中还有较大比例为房屋设备折旧等固定成本，所以"收入－支出"的结余难以客观衡量医生在诊疗服务中的贡献度。不同科室的创收能力存在差异，所以确定科室的"分配系数"会比较困难。

在确定"个人绩效考核系数"时，需要全面考核各医务人员的岗位、工作量、技术、风险等指标。如果考核系数制定不合理，可能会使考核流于形式，对员工也难以起到有效的激励作用。

3．绩效考核方法

从绩效考核方法来看，常见的有平衡计分卡、关键指标法、目标管理法等。平衡计分卡是从财务、客户、内部运营、学习与成长4个角度，将组织的战略落实为可操作的衡量指标和目标值的一种绩效管理体系。

关键指标法也就是我们前面提及的KPI，是指明确组织的主要责任，以此为基础，明确组织内人员的业绩衡量指标。

目标管理法是指由组织的上下级共同商讨确定绩效目标，在工作中实行"自我控制"，从而努力完成工作目标，并根据目标完成情况实施奖惩的一种绩效管理方式。

针对这几种方法，医院也可以根据自身情况选择绩效考核方法，或者将其整合运用，以达到最佳的效果。

公立医院的绩效分配

在我国，公立医院属于事业单位，在绩效薪酬分配方面具有特殊性和复杂性。一方面，公立医院作为独立的法人单位，在提供医疗服务时耗费了相应的人力、物力等成本，需要通过合理的经营实现收支平衡，从而确保可持续发展；另一方面，公立医院作为政府部门的延伸，需要完成医疗事业公益性的任务，因而在收费价格、人事编制、课时规划等方面难免受到政府的各种限制。这就在一定程度上压缩了公立医院自主经营的空间，进而影响其绩效分配。

我国公立医院执行的医疗项目价格标准一般较低，尤其是诊察、治疗、护理、手术等体现医务人员技术和劳务价值的医疗项目定价偏低甚至收不抵支，使得医院难有盈余分配给医务人员。与此同时，不同专科间的医疗项目盈余水平差距较大，造成不同专科之间可分配盈余差距悬殊。这在一定程度上容易引起科室间绩效薪酬的差异，从而导致盈余较少的科室人才流失比较严重。

此外，我国公立医院中往往还存在内外编制方面的区别，编制内人员享受一定的财政工资补助，编制外人员则难以享受类似补助，从而造成编制内外医疗人员待遇的差异。编制内人员作为既得利益者，具有某种"先天优越感"，容易产生不乐意接受同工同酬的倾向，这给医院绩效分配带来一定难度。

再者，考虑到一些历史原因，不少公立医院用于离退休、在编人员以及聘

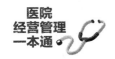

用人员的薪酬条目众多，还要紧随相关政策进行调整。这在一定程度上增加了人力成本，也影响了绩效分配中的激励作用。

当前，我国不少公立医院面临着严峻的经营挑战，有些公立医院的医疗业务处于亏损状态，不少公立医院还主要依靠药品加成和政府财政补助来维持收支平衡，人力成本也正在成为公立医院中最大的经营成本。因此，我国公立医院需要有效控制成本过快增长，积极探索增加医院经济效益的正当途径，从而为医院绩效薪酬分配创造有利条件。

民营医院的绩效分配

一般来说，民营医院普遍不享受政府的财政补助，多为自负盈亏，同时也不必像公立医院那样承担一些历史原因产生的人力成本，如支付给离退休员工的费用。

民营医院在绩效分配方面，遵循的基本原则有：牢固树立"以患者为中心"的服务意识，让员工明确自己的收入状况直接与患者就医状况相关；强化成本管理，将控制成本作为绩效的一部分，降低医疗运行成本；将实行全面的服务质量管理与绩效分配相结合；坚持"多劳多得""效益优先"的原则。

在工资构成方面，院长、副院长、学科带头人、特聘专家一般采用年薪管理办法，不享受辅助工资和绩效工资，其余员工则采用结构工资制，将工资分为4部分，即：

员工工资＝基本工资＋岗位工资＋辅助工资＋绩效工资

其中，基本工资又称为标准工资，通常构成工资的主要部分；岗位工资是依据所在岗位确定的工资；辅助工资可以有院龄工资、夜班补助等；绩效工资在计算上一般有多个标准，比如，门诊医生的个人绩效，可以将门诊医技检查

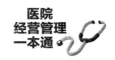

收入（包括放射、CT、B超、化验、心脑电图、胃镜等）、药品收入、门诊手术收入、收住院病人等数据按一定比例计算，门诊注射室按照输液收入的一定比例计算，药房按照药品总收入的一定比例计算，收费室按照收取费用总额的一定比例计算，护士的绩效工资一般根据每个月的治疗实际收入来定。

此外，医院平均绩效在绩效分配中也有重要作用，医院平均绩效的公式如下：

医院平均绩效＝（临床、医技、药剂科、收费与护理绩效金额总数）÷
享受绩效人数

其中，医院的院级领导，医务、财务、护理部主任，以及行政后勤（包括医院办公室、门诊导医、医保办、财务科、驾驶员等）和其他科室的绩效收入均按照医院平均绩效相应的系数来计算。

医院往往会成立绩效管理考核小组，制订绩效考核方案，按照一定时间段根据情况评估、调整、修订和完善绩效考核内容，并负责绩效考核中的复议与仲裁。另外，医院下设的网络部会根据前来医院咨询与就医的人数获得相应的提成，具体需视市场情况而定。

案例：长庚纪念医院

长庚纪念医院（简称"长庚医院"）成立于1976年，2008年筹建了厦门分院，北京分院和成都分院在陆续筹备中。长庚医院在绩效考核方面，主要采取了下述做法，值得我们借鉴和参考。

1. 衡量医师劳动价值时要公平合理

长庚医院按照诊疗项目向患者提供医疗服务，同时以RBRVS（Resource Based Relative Value Scale）作为调整工具，RBRVS以资源消耗为基础，以相对价值为尺度来支付医师劳务费，比较客观地体现出诊疗项目的操作难度、耗时长度、风险高低、责任大小等，使得医师的劳动价值在衡量上更加公平合理。

2. 制定一套科学的绩效考核标准

长庚医院采取美国的"医师费"与"医院费"分立的制度，设定完全变动薪酬的医师费制度，其基本思想是医师与医院为合伙关系，医疗收入以拆账（指工作人员没有固定工资，而是从营业额中按一定比例提取工资总额，再按其工作性质、工作种类、工作质量等进行分配）方式分给医师与医院。其中，医师费为医师劳务所得，不负担经营风险；医院费为医院经营成本回收及风险负担或回馈。

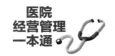

3. 重视科室内部合作

传统的科室二次分配容易导致绩效分配不公,从而影响科室内部的合作。长庚医院为了避免这种情况,引入科内重分配制度。具体来说,医院按照已经确定的积分规则自动计算每位医师的积分数,按其在总积分中的比例直接分配到医师本人。通过这种方式,长庚医院引导医师以专科为精英团队,强化团队精神,促进专业研究,还有利于提升医师对医院的忠诚度。

4. 绩效考核要能引起员工的共鸣

长庚医院通常会认真估算出医院和员工双方的贡献度,并承诺按照贡献度大小来分享效益,从而使医院和广大员工的利益在最大限度内保持一致。长庚医院还会通过宣传,使全体员工充分了解自己的个人行为如何影响绩效项目,医院又如何衡量这些绩效项目,并转化为员工的个人效益,从而引发员工的共鸣。

第八章　医院的人力资源管理

　　医院的核心竞争力之一是医疗技术，而人才又是医疗技术的重要载体。有些医院特别是新建医院，就通过引进一个顶尖的学科带头人或技术团队，从而快速填补技术空白，带动起整个学科的发展，甚至拉动多个相关学科和整个医院的共同进步，成为医院最为靓丽的一张名片。可以说，医院在人才竞争中能否胜出，与医院的人力资源管理水平息息相关。

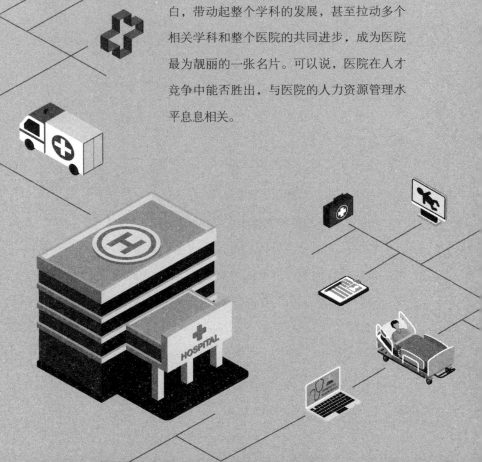

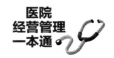

医院人力资源管理现状

人力资源是医院进行各种活动的基本力量，医院管理的核心就是对人的管理。医院需要通过配备比例适当、整体结构优化的人力资源，保证医院各项任务的顺利完成，促进医院的健康发展。

当前，我国不少医院的人力资源管理还处于传统管理的阶段，比如没有独立的人力资源管理部门，人事管理由院长办公室、医务科、护理部、财务科、后勤科等职能部门分别完成。由于没有独立的管理部门，参与管理的部门又很多，因此人事决策的执行、协调、反馈效率较低，难以为医院发展提供源源不断的动力。

医院要做好人力资源管理，从而有力提升医院的管理水平。在这里，我们主要列举医院人力资源管理中存在的问题。

1. 医院人力资源管理理念彰显不充分

传统的人力资源管理往往扮演人事行政角色，没有深刻认识到人力资源与医院整体运作绩效之间的因果关系。医院人事部门的工作范围只是招聘人员、选拔委派、核发工资、档案保管等烦琐而又具体的工作，同时还兼具许多与人力资源管理无甚关系的管理职能。这种情况意味着医院的人力资源管理理念彰显不充分，缺乏基本的人力资源管理制度。

2. 人力资源配置失衡

要做好人力资源管理，简而言之，就是将合适的人放在合适的岗位上，做到人尽其才、才尽其用。现实中，还有些医院采取一种粗放型的人事配置方式，比如一岗定终身，导致人才结构不够合理，资源互补性不足。

3. 绩效评估体系不够科学

在有些医院的员工绩效考核中，考核结果一般划分为优秀、良好、称职、待改进和不称职等若干等级，这种考核结果等级划分不够科学。为此，医院可以根据自身文化特征，设计与制订科学合理的绩效考核等级，这是加强人力资源管理的重要手段。

基于医院人力资源管理的上述现状，医院应该规范人事代理制，从根本上保证医院人力资源管理的科学性，保障医院和员工的正当利益；结合医院发展的战略目标，建立人力资源管理系统；建立合理的薪酬体系，充分调动员工的积极性；加大对员工的专业化培训力度，确保全体员工合格上岗；医院还可以借鉴同行单位优秀的人力资源管理经验，进一步做好人力资源管理工作。

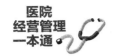

突破人才困局引发的办医瓶颈

人才可谓是医院发展的第一资源。如何吸引优秀人才，合理利用人力资源，避免人才流失，成为医院管理者面临的一个重要课题。

医院应该规范人才建设规划，用好现有人才，留住关键人才，培养和引进急需人才，从而有效提高医疗质量和服务水平。就目前来看，人才匮乏是不少医院面临的一个共性问题，也成为医院办医的一个主要瓶颈。

医院目前的人才资源数量与结构均不同程度地存在问题，高级人才尤为缺乏。比如，有些医院人员配置达不到要求，存在空岗问题，需要补充相应的医护人员；医院人员断层现象突出，不少医院的初级职称人数补充不足，后备力量空虚，再加上从医学院引进的大学毕业生，通常需要3~5年的培养才能独立执业，这导致医院人才断档比较严重；医院人才分布不均衡，高级专业人才引进难；医院通过社会招聘来的员工缺乏归属感，流动性大，稳定性较差。

在突破上述基于人才困局而引发的办医瓶颈时，医院可以大力引进人才，重点引进高级专业技术人才。比如，医院可以采取多形式、多渠道，依据公开、平等、择优的原则，主动到各医学院或面向社会招纳贤才，补充中青年骨干力量，在一定程度上解决人才梯队断层的问题，为医院注入新的血液。

医院还可以通过更实用、更有效的方式引进高级专业技术人才。比如，对于引进的长期固定高级专业技术人才，医院可以给予较高的工资以及丰厚的奖金和福利等，从而进一步解决高级专业技术人才的后顾之忧；实施"不求所有，但求所用"的人才柔性引进政策，在不改变和影响人才与所属单位人事关系的前提下，引进急需的高端人才，从而给医院带来新技术、新项目，不断提升医疗水平。

医院应该加大教育资金投入，重点培养年轻医务人员，完善人才梯队建设。此外，医院还可以加强横向联系，通过与上级医院和兄弟医院的横向合作，运用"请进来""派出去"和"科室对科室"等方式，拓宽短期合作渠道，同时为广大医护人员提供学术交流与科研合作的平台，切实提高医务人员的业务水平。

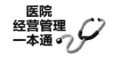

人力资源管理的三大功课

在人才招聘中，通常有"金三银四"的说法，也就是说，每年的三四月份既是人才招聘的高峰期，同时也是很多单位员工跳槽频率最高的时节。医院应该怎样做好人力资源管理工作，从而确保人才队伍的稳健呢？在这方面，医院人力资源管理往往要做好以下三大功课。

1. 做好人力资源战略管理工作

人力资源的开发与整合是一项长期工作，医院应把医院战略与员工事业结合起来，进行人力资源开发。其实，人力资源部门不仅仅是管理部门，更是一个创造价值的部门。人力资源管理的目的在于为医院吸引、培育和挽留人才，并通过提升员工的个人绩效来改善组织绩效。可以说，人力资源管理要创造价值，其基础就在于能够理解并执行医院的整体战略。

2. 做好各岗位的分析工作

岗位分析可以说是人力资源管理的一项基础性工作。岗位分析对人力资源规划、人员招聘与录用、工作评价、绩效管理、培训开发等环节有着重要的支撑作用，往往成为人力资源管理的一个逻辑起点。为了做好岗位分析，人力资源管理部门需要在岗位设置现状、岗位职责调查、岗位工作量等3个方面展开有效的调查，从而保证岗位分析的科学性与合理性。

3. 做好员工培训和人才储备工作

在人力资源管理中，对于员工工作能力不足的情况，医院人力资源管理部门可以通过组织有针对性的培训活动来开发员工潜力，提高其工作能力；还可以开展一些管理者培训，不断提升管理干部的管理能力；通过绩效考核，奖优罚劣，确保人才队伍的稳健性；加强内部人才市场建设，实施多元化的职业发展规划，规范关键岗位继任人的培养流程，保障医院人力资源的可持续发展。

在实际工作中，人力资源部门负责的工作往往会超出上述3个方面，但总的来说，上述三大功课是任何人力资源管理者均无法回避的。因此，在医院人力资源管理工作中，应该做好这些功课，切实推进医院人力资源管理工作。

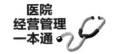

人力资源管理六大模块

人力资源作为一门管理科学，是以模块划分的方式对组织的人力资源管理工作涵盖的内容进行的一种总结。医院人力资源管理同样遵循着这种模块的划分。我们接下来了解医院人力资源管理中的6个模块。

1. 人力资源规划

这包括如何设置组织机构、人员供给需求分析、人力资源制度的制定、人力资源管理费用预算的编制与执行、人力资源发展战略规划、员工授权与监管等。人力资源规划的总目标是实现人力资源与其他资源的最佳配置，有效地激励员工，最大限度地开发和利用人力资源的潜力，从而最终实现综合效益最大化。

2. 招聘与配置

这是指根据人力资源规划和工作分析的要求，寻找、吸引那些有能力又有兴趣到本组织任职的人才，并从中选出适宜人员予以录用的过程。它主要包括招聘需求分析、工作分析和能力胜任分析、招聘渠道分析与选择、招聘实施、离职面谈、降低员工流失的措施等。

3. 培训和开发

员工培训是指用人单位有计划地实施有助于提升员工学习与工作相关能力

的活动。这些能力包括知识、技能和对工作绩效起关键作用的行为。员工开发是指为员工未来发展而展开的正规教育、在职实践、人际互动以及个性和能力的测评等活动。

4. 绩效管理

这是指各级管理者和员工为了达到组织目标共同参与绩效计划制订、绩效考核评价、绩效结果应用、绩效目标提升的持续循环过程。绩效管理的目的是持续提升个人、部门和组织的绩效。

5. 薪资福利管理

这主要包括薪酬设计，构建全面的薪酬体系，比如岗位评价与薪酬等级、薪酬调查、薪酬计划、薪酬结构、薪酬制度的制定、人工成本核算等，还有福利和其他薪酬问题，如福利保险管理、福利项目的设计、补充养老保险和补充医疗保险的设计等。

6. 员工关系

员工关系是一种合作关系，其起点是让员工认同组织的愿景，完善激励约束机制是员工关系管理的根本，心理契约是员工关系管理的核心部分，职能科室负责人和人力资源部门是员工关系管理的首要责任人。

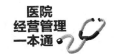

医院HR五步找到核心员工

在管理学中有个"二八原则"，也就是说，在一个组织中，往往是20%的人创造80%的利润。这20%的人无疑是组织的核心成员，他们堪称是组织生产运营和发展壮大的重要动力源泉。实际上，这个规律同样可供医院参考。

在民营医院中，核心员工一般拥有精湛的技术，掌控医院的核心业务，与医院的关键资源有紧密联系，洞悉医院商业机密等。核心员工最主要的特点是劳动力的高度稀缺性，具体表现为人才市场上同类人才的数目相对较少，可替代性差，其招聘成本更是高于一般员工。对于这些核心员工或者具备核心员工潜质的人，医院HR（Human Resource，一般指用人单位的人力资源管理部门）怎样才能招聘到呢？我们可以通过5个步骤来实现。

1. 塑造良好的医院形象

每个应聘者在到用人单位应聘前，总会通过一系列渠道了解用人单位的声誉及发展前景如何，考虑自己能否在用人单位有好的职业生涯发展，核心员工尤其如此。因此，医院HR在整个招聘过程中应努力塑造医院的良好形象，包括招聘者应该精神饱满、仪容整洁，招聘摊位应该有与众不同的新意，从而在每一个招聘环节都给应聘者留下好感。

2. 制订完善的招聘规划

人力资源部门需要深刻了解医院的战略规划，从而有效分析医院的招聘需求、招聘趋势，合理规划招聘工作。对人力资源部门而言，最重要的是确保所有的招聘规划与医院的战略规划相一致。

3. 合理组建招聘团队

一般来说，招聘人员给应聘者留下的印象，通常是医院给应聘者留下的第一印象。为此，在招聘核心员工时，相关的医院管理者或资深人员应该主动关心应聘者，从而显示出对核心员工的器重。

4. 选择合适的招聘渠道

通常情况下，医院招聘员工的方式主要有内部招聘和外部招聘两种。其中，外部招聘的具体形式有校园招聘、猎头公司、广告招聘、员工推荐、人才市场等。那么，在招聘核心员工时，采取哪种方式比较好呢？就内部招聘来说，发布招募公告往往是普遍的方式。这有助于医院发现可能被忽视的、潜在的内部应聘者，还可以提高员工的积极性。就外部招聘来说，通过推荐方式录用的核心员工所占的比重是最高的。当然，这些方式可作为参考，在具体实施时，医院HR应根据实际情况来定。

5. 科学地设计面试过程

面试是整个招聘工作中的核心部分，供需双方采取正式的交谈，医院能够客观地了解应聘者的语言表达能力、反应能力、个人修养、逻辑思维能力、业务知识水平、工作经验等综合情况，应聘者也可以更全面地了解医院信息和发展前景。如何提高面试效率，是整个招聘工作有效进行的关键。在这方面，医院HR可以设计有效的面试问题，营造温馨的面试环境和氛围，从而促进面试工作的高效开展。

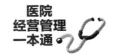

医院培养人才及用人的原则

医院要想做强做大，在竞争中掌握主动权、立于不败之地，就离不开人才，尤其是重视人才培养。这也是人力资源管理工作中的重要内容。医院在培养人才方面，应该坚持以下原则。

1. 坚持专业技术人才和管理人才并重

对医院来说，专科人才诚然是不可或缺的技术人才，但管理人才同样不可缺少。管理是对资源的有效整合，有时对医院经营成败起到决定作用。因此，医院在引进专业技术人才的同时，还要积极引进管理人才，促进医院的协调发展。

2. 坚持内部培养与外部引进相结合

医院为解决学科带头人一时缺乏的问题，有必要引进优秀人才。然而，如果医院只是注重外部引进，却忽略内部培养，就难以从根本上解决学科发展的问题，还会挫伤具备发展潜力的职工的积极性。因此，医院在引进人才的同时，还要在内部大力培养人才，从而达到"既补血又造血"的效果。

3. 坚持投入与产出相结合

人才培养离不开资金投入，不少医院在培养和选拔优秀人才时投入很大成本，但是在优秀人才的使用上却缺乏科学的方法。为此，医院在培养人才的同时，要不断地为其提供发挥聪明才智的平台和机会。

4. 坚持高标准，梯队结构要合理

医院在选拔和培养学科带头人时，要制定较高的标准，做到"宁缺毋滥"，严把质量关，确保按照德、智、体全面发展的路线选拔和培养人才。同时，医院还要关注人才队伍的梯队结构是否合理。

5. 坚持医、教、研并重

有些医院，尤其是大学附属医院在选拔优秀人才时，往往以科研业绩作为硬指标，将在医疗、教学方面所取得的成绩视为软指标。这使得科技骨干明显比医疗和教学骨干更受重视，忽略了医院是以医疗服务为主的现实。为此，医院要走出此类误区，坚持医、教、研并重的原则。

6. 坚持走出去、请进来

人才培养的方式多种多样，医院可以根据不同的专业特点、工作需要和培养目的，采取正规学习、短期培训、在职学习等方式，还可以通过到国内外参加学术会议、短期培训或学习，达到提高人才的专业技术水平或管理水平的效果。

7. 坚持定期考核，优胜劣汰

医院的学科带头人不能搞终身制，应该像干部任免一样搞任期制，并且在任期内加强监督和管理。待期满考核时，应及时更换那些未能完成培养目标或任期内有违纪违规行为者，从而促进优胜劣汰，保障人力资源的鲜活性。

8. 坚持用人不疑，疑人不用

用人之道，首要以诚相待，充分信赖，这样才能发挥出人才的最大效益。对此，医院管理者切记，若是怀疑一个人，就不要轻易使用；一旦决定使用，就要足够信赖。当然，在用人过程中，如果发现所用之人存在一些问题，就要及时与其沟通，鞭策所用之人不断进步。

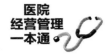

9. 坚持激励人才，做到奖惩分明

在人才激励方面，医院可以从物质、精神等多个方面进行激励，并且要有一套科学合理、行之有效的奖惩标准，做到奖惩分明。

科室团队就该这样带

科室是医院从事医疗活动的基本单位，是医疗技术和医学人才的载体，也是医院建设和发展的基础。在医院人力资源管理中，建设好科室团队，提高科室员工的工作积极性、协作性和创造性，对于医院发展是大有裨益的。在这方面，科室主任在科室团队建设中起着关键作用。科室团队应从以下方面着手建设。

1. 明确科室发展目标

团队若没有目标，就会失去战斗力，更不会取得突出成绩。为此，科室主任要自觉将科室建设融入医院发展规划中，科学地分析科室人才、技术、设备等软硬件设施，以及竞争环境和学科发展趋势，从而制定出科学合理的中长期发展目标，明确科室未来的发展方向。

科室发展目标要用简洁明了、富有感染力的语言描述出来，并不断对科室成员进行教育，以达成科室内部的共识。科室目标要与个人发展前途相结合，使大家看到科室目标的实现对个人发展的促进作用，从而吸引科室员工积极投入到事业中。

2. 构建共同的价值观与核心文化

科室文化是医院文化的重要组成部分，科室主任的价值观对科室的价值取向有着重要影响，也引领着科室团队文化的发展方向。为此，科室主任应在科

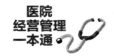

室内部树立起正确、先进、与科室共同目标相符的价值观，构建团队核心文化。同时，科室主任还要带头以规章制度、奖罚措施等形式，将共同的价值观固定下来，并逐步融入每个人的思想中，形成自觉的行动，增强科室团队的凝聚力。

对于团队价值观与核心文化，科室主任要率先垂范，身体力行，同时正确处理涉及员工工作安排、培训、绩效考评和晋级等关系个人切身利益的事务，确保团队价值观与核心文化的严肃性和统一性。

3. 科室内部要有科学合理的绩效考评方法

绩效考评有助于提高组织成员的工作绩效，从而提高医疗服务质量、保证医疗安全，还有利于新技术应用和人才培养，促进集体协作。鉴于绩效考评的重要性，在组织制定绩效考评方法时，科室主任应坚持公平、公开、客观的原则，科学分析工作流程和工作内容，平衡好个人与科室、医疗与护理等方面的利益关系，把医院要求和科室发展目标转化为具体、可量化、符合科室实际情况的绩效目标，从而调动科室成员的积极性。

此外，科室主任要坚持以人为本，深化管理理念，树立正确的权利观，还要加强学习，不断提高管理技能，促进各项工作的落实，逐步培养认真负责、严谨细致的工作作风。

最后，科室团队建设是一项复杂的工作，受很多因素的影响，非一朝一夕就能完成。作为科室负责人，科室主任要主动承担科室管理与学科发展的历史使命，不断解放思想，加强科室团队建设，推动科室各项工作的积极展开。

公立医院的人力资源管理

当前，社会办医是大势所趋。在这样的形势下，公立医院既要逐步回归公益性，也不能过分希冀政府的全力投入，自己也要有所作为，尤其是人力资源管理方面，应该积极探索，优化人才结构，注重品牌建设，从而在社会化办医的浪潮中赢得主动权。具体来说，公立医院的人力资源管理可以参考下述做法。

1. 深化与拓展人力资源管理部门的服务意识

医院人力资源管理不仅仅包含人才引进和规划，在职医护人员和行政人员的选拔提升、进修学习，还包括在职员工的开发利用和离职员工的后续管理。因此，医院人力资源管理部门要强化服务意识，主动为员工争取更多公派进修、学习与培训的机会，将员工职业生涯规划纳入人力资源管理部门的常规工作中，帮助员工做好职业生涯规划，让员工有明确的工作目标和方向，帮助员工把工作转变为事业。

2. 提高人力资源管理部门管理人员的自身修养

人力资源是公立医院发展的核心要素，与医院各行政处室、临床科室息息相关。为此，医院人力资源管理部门应主动加强与多部门之间的沟通和协作，懂得换位思考，同时还要加强管理领域的学习，发挥管理工作应有的创

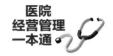

造性和艺术性。

3. 建立激励机制与人才梯队并重的培养模式

医院人力资源管理部门应与科研教学部门充分合作，根据实际情况设置高年资员工年度考核，将带教任务纳入年度评定与绩效考核，同时建立人才储备，培养新生力量，优化人才结构，促进学科建设。

4. 发展优势专科，促进人力资源产学研协同发展

随着社会办医和县级医院的逐步发展，大型公立医院的传统优势正在弱化，特色化专科优势亟待深化。为此，能否发现并发挥利用好自身特色和优势学科，将决定大型公立医院能否形成新的竞争力。同时，公立医院需要与医科院校之间保持沟通与互动，积极将医学研发成果应用于实践平台，促进产学研的协同发展。

5. 建设以人力资源为纽带的医联体模式

在"新医改"下，政府着力推动县级公立医院发展，从而逐步实现居民"大病不出县"的理念。这就需要借助大型公立医院的人才优势。同时，大型公立医院也要主动深入基层医院，及时掌握疾病谱的变化，并派遣专业技术人才帮扶基层医院，还可以在行政层面加强与基层医院的互动。这将有助于医院品牌形象的宣传，以及建设以人力资源为纽带的医联体。这种做法一方面可以促进患者就医的全过程高效便捷，另一方面也可以畅通大型公立医院的病源渠道。

最后，医院人力资源管理部门作为与员工最初接触和全程伴行的部门，无时无刻不在直接或间接地传递着医院的理念和文化。作为医院管理层的代表，人力资源管理部门在与员工接触时，应该重视医院文化的传递以及对员工的关怀，从而让员工感受到文化的力量。

民营医院的人力资源管理

公立医院在人力资源上占据着明显的优势，而人力资源也是制约民营医院发展的瓶颈之一。这是因为，民营医院一般建院时间短，基础比较薄弱，人员的整体素质不高，而且人员流动性大。面对医疗行业日益激烈的市场竞争，民营医院要着力突破人力资源方面的发展瓶颈，为医院的可持续发展奠定坚实基础。因此，民营医院在人力资源管理方面可以参考下述做法。

1. 破解"不断招聘不断流失"的恶性循环

有些民营医院在人力资源管理上采用需要时现招的方法，缺乏详尽的招聘计划，此外，民营医院的员工培训不够到位，将培训视为"成本支出"，而非长远投资，或者培训不够科学，缺乏体系。这里面的一个重要原因在于，民营医院缺乏人才储备观念，使人才缺乏安全感和成就感，未能有效地将医院整体发展目标与个人职业发展相结合，从而造成人员频繁更换，形成"招聘—流失—再招聘—再流失"的恶性循环。为此，民营医院一定要下大力气从根源上改善这种状况。

2. 有效搭建人才梯队

一般情况下，每个医院都会有自己的技术骨干。这些技术骨干对医院发展起到了很大作用，一旦流失，或者被其他竞争对手医院"挖去"，很可能影响

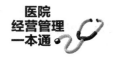

医院的正常运营。为此，民营医院一定要努力做好人才梯队建设工作，培养储备技术骨干，从而增强医院运营的稳定性。

3. 打造人力资源整合平台

民营医院可以探索并争取同实力强大的医学院校进行合作，甚至成为医学院校的附属医院，从而依托高校的教学、科研学术平台促进医院建设。这同时可以提升医务人员学习的积极性，为医院选拔和吸引人才提供更多的机会，推动医院医疗、教学和科研的协同发展。

4. 有效的人才管理

可以说，民营医院的人才高流动性与公立医院的低流动性形成了鲜明对比。实际上，人才频繁流动的根本原因在于民营医院缺乏长期的人才管理机制。为此，民营医院要开展有效的人才管理，做到以人为本、人尽其才，规范考核机制，培养员工的创新精神，增强员工的凝聚力，积极开展团队建设活动，使员工真正感受到大家庭的氛围，从而建立起有忠诚度的医院文化。

案例：梅奥诊所的医学团队

2014年在美国全国医院排名中，梅奥诊所排名第一。据调查，美国84%的民众知道梅奥诊所，可见梅奥诊所在美国的品牌影响力；美国有20%的人表示在有医疗需求时，愿意选择到梅奥诊所获得医疗服务。可以说，梅奥诊所的成功，与其出色的人力资源管理是密切相关的。

梅奥诊所作为一家私立的非营利性医院，其员工薪酬水平在同类医院中并不占优势，那么它又是怎样吸引全世界各地的顶尖医生前来加盟的呢？梅奥诊所的人力资源战略是：从医院要成为行业内顶尖医疗机构的目标出发，明确医院要招聘到最优秀的医生。

我们从马斯洛需求层次理论可知，人的需求包括生理需求、安全需求、社交需求、尊重需求和自我实现需求。一般来说，优秀的医生基本上已经解决了安全需求以下的低级需求，甚至已经实现尊重需求（如获得好的社会地位、名誉等），继而就会转向满足自我实现需求。可以说，这些优秀的医生已经不再是为了追求个人利益而工作，更多的是为了自我实现需求，尤其是探索世界上最尖端的医疗技术和提供世界上最出色的医疗服务，在成功治愈一个个患者之中获得自我实现的成就感。

在这方面，梅奥诊所恰恰致力于为医生提供自我实现的舞台和机会，使得

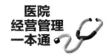

医生的潜力得到最大限度的发挥，价值也得以最大实现和提升。梅奥诊所的医生从领导认可、患者满意与个人价值提升中获得了成就感，因而也更愿意在梅奥诊所效力。

在招聘人才时，梅奥诊所严格把守价值观标准，只招募认可其价值观的医生。梅奥诊所的价值观主要包括这样几个方面：教育、科研及临床服务（实践）相结合；悉心关怀每一个患者；团队的力量永远强于个人；良好的环境有助于诊治和康复。其中的核心是关怀每一个患者，用梅奥诊所的话说是"这里的每一个人都关心您"。

梅奥诊所从价值观出发，注重团队学习和员工培训，从而不断提升医生的业务能力；坚持团队紧密合作，努力建立与患者的信任，从而提供最佳的医疗服务；实行纯薪金制保障医生在诊疗时的目的纯正等。可以说，梅奥诊所出色的人力资源管理最终实现了医疗服务质量的提升，引领全体员工实现了医院的卓越发展。

第九章　医院的供应链管理

随着大量社会资本进入医疗行业，医院间的竞争更加激烈。如何让自己的供应链更有竞争力，成为很多医院迫切需要解决的问题。医院通过供应链管理，可以对药品、医疗器械、耗材等的供应、存储、分销、配送等过程进行集成，对贯穿整个供应链的商流、物流、信息流和资金流进行协调、控制，从而降低整体成本与经营风险，提高供应链效率，就是提升医院的竞争力。

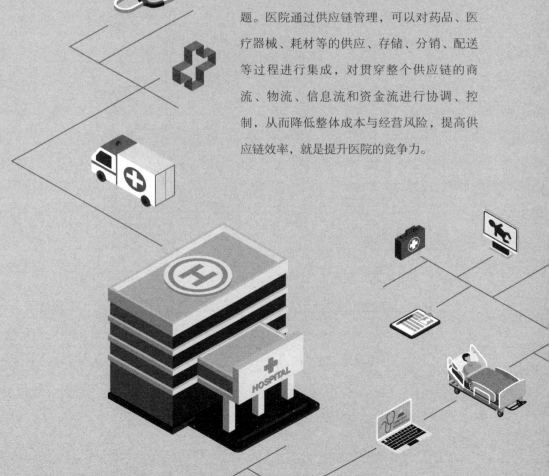

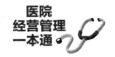

供应链管理与商业模式

正如世界著名的管理大师彼得·德鲁克所说："当今企业之间的竞争，不是产品之间的竞争，而是商业模式之间的竞争。"其实，商业模式同样也是医院之间竞争的集中体现，甚至可以说是竞争的最高形态。

所谓商业模式，指的是一个企业满足消费者需求的系统，该系统整合企业的各种资源（如资金、原材料、人力资源、作业方式、销售方式、信息、品牌和知识产权、企业所处的环境、创新力等，这些称为"输入变量"），形成能够令特定消费者不得不购买的产品和服务（即输出变量），并具有自我复制、但是别人无法复制，或者是自己在复制中占据市场优势地位的经营模式。在现实中，那些在市场竞争中获胜的企业，往往是赢在了商业模式上。

企业在商业模式中关注自己与客户、供应商、其他合作伙伴的关系，整合彼此间的物流、信息流和资金流。这里面涉及一个重要的概念，即"供应链"。供应链是由供应商、制造商、仓库、配送中心和渠道商等构成的物流网络。

供应链管理的目的是让供应链运作效率最大化，成本最小化，从而协调企业内外资源以更好地满足消费者需求。有效的供应链管理可以帮助企业实现4项目标，即：缩短资金周转时间；降低企业面临的风险；实现盈利增长；取得可预测收入。

因此，一种商业模式能够获得成功，供应链管理在里面发挥着关键的作用，我们只要谈及商业模式，供应链管理就无法回避。

医院在经营中也有自己的一套商业模式，比如药品、器械采购，品牌宣传、知名度推广，资金流管理等，医院要实现精益管理，就离不开持续优化供应链管理。

有不少民营医院投入巨资进行广告宣传，从而吸引更多的患者，相当于医院采购了"广告宣传"这种服务，那么在这个供应链环节中，如果医院未能优化该项采购活动，医院运营可能会承担比较沉重的成本。如果医院在该环节通过优化整合，能够减少不必要的成本投入，就意味着净利润的增加，从而有更多的资金改进医疗设施，改善医疗服务，为患者提供更佳的医疗服务，使得医院在医疗市场中处于更有利的地位，这在无形中也改善了医院的商业模式。

可见，医院优化供应链管理，有助于使自己的运营更加高效，也是改进其经营模式、商业模式的基础和关键。

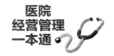

医院与供应链管理

医院供应链可以视为围绕医院，通过对信息流、物流、资金流和服务流的控制，由原材料供应商、制造商、分销商、医院和就诊者连成一体的网链结构。

医院有效地进行供应链管理，有助于其供应链更加适应医疗市场竞争，并且获得更好的发展。那么，医院在供应链管理中能够获得哪些益处呢？

1. 及时获得先进设备信息赢得先机

在医疗技术水平飞速发展的今天，先进的检查、治疗技术往往有赖于先进的医疗设备和耗材的使用。因此，早日投入使用先进的医疗设备与耗材，不仅能带来良好的经济效益，而且对患者就医也有好处。

鉴于医疗服务行业的专业性，生产供应商往往要进行大量的学术活动，还要提供相应的技术支持与售后服务，设备、耗材才能有效地投入使用。如果医院的供应链管理得好，就能够及时获得先进设备的相关信息，从而有利于在医疗市场中赢得先机。

2. 获得低采购价格

具有地区领先水平的医院往往拥有大量的就诊者，对于某些使用量大的通用耗材，医院可以确定少量供应商，通过增加采购批次和采购批量获得具有竞争力的价格，较低的采购价格也有利于减轻患者负担。

3. 保证耗材、设备运转的可靠性

优秀的供应商通常有着良好的管理机制和质量控制体系，从而能够保证企业的供货质量，以及提供更快的市场反应速度。优秀的供应商往往从改善患者的就医体验和提高临床工作者的便捷性出发，不断研发新产品和新技术，增强医院在医疗服务水平和技术水平上的竞争优势。医院与供应商建立长期稳定的供应关系，有助于保证耗材、设备运转的可靠性，从而为医疗服务的持续稳定运行保驾护航。

值得注意的是，医院的采购和供应商的销售活动通常受到政府采购政策和卫生行政部门的制约，需要执行政府采购和主管部门的规章制度，并接受其指导和检查，从而确保供应链管理的有序开展。

总之，在医院正常运转所依赖的供应链中，任何一个环节出现"断裂"都会影响到整个供应链的运作，进而影响到医院的正常经营。因此，医院要高度重视供应链管理，不断优化供应链中的每一个环节。

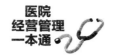

医院采购管理怎么做

在医疗改革日益深化的形势下，医院逐渐将采购职能和管理策略有机结合在一起，从而力争将资金的利用率最大化，并促使医院经营效益最大化。当前，医院采购工作主要包括采购医疗设备、相关医疗器械以及部分药品。采购工作关系到整个医院的正常运行，是医院的一项基础性工作。

医院采购主要有政府主导医院进行采购、医院自身采购和招标3种方式。所谓政府主导的采购，就是按照政府出示的采购目录和使用政府提供的固定资金进行医疗器械与医院后勤物品的采购。医院采购和招标采购则是医院直接进行采购，采取的招标方式也多种多样，有全国招标、医院自招等。

采购方式的多样性使得采购产品来源复杂化，在报账时也难免出现多头报账的混乱局面，甚至造成采购过程中的资金浪费。具体来说，医院采购工作中存在的问题有以下几个方面。

（1）在采购时，医院管理采购的部门较多，缺乏统一性，比如一些通用的医药品以及医疗器械、后勤办公用品等，基本上由各个部门自行采购，缺乏统一的采购管理部门。

（2）采购价格有差异，尤其是在选择进口商品或独家商品时，该类商品被垄断或者销路唯一，使得价格没有可比性，可能形成价格虚高等现象，从而造成医院资金不必要的流失，给医院经济效益带来损失。

（3）采购物资种类繁杂，使得供应商比较分散，在售后服务质量上也参差不齐，从而使得购买后的产品在维护上增加后续开销。

针对上述采购中存在的问题，医院应该通过以下措施加以改善。

（1）成立专门的采购部门，统一行使采购职能，取代之前的分散采购，并对物资进行统筹管理，进行集中高效采购，使得采购质量和售后服务更有保障。同时，医院还可以设置采购监察小组，以及制定相关采购制度，对采购人员进行必要的奖惩，提高采购效率。

（2）针对采购价位的选择问题，医院采购管理部门可以进行综合采购价位咨询，进行必要的市场调查，对商品价位进行统计，然后从中进行最优化选择，确保医院花最少的钱，采购到最好的物品。

（3）针对采购过程中，以往过分强调医疗设备专业性的问题，医院可以安排专人对设备进行评估，确定设备的专业程度，对于专业程度不是很高的设备，医院可以引入能够满足使用的通用性设备来代替，从而减少不必要的采购开支。

（4）关于售后服务中的质量问题，医院采购管理部门可以选择有品牌、有质量保证、有较好信誉口碑的供应商的产品，从而保证所采购的商品在售后服务环节获得有效保障。

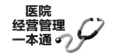

成本管控是一项基本功

沃尔玛创始人山姆·沃尔顿曾说："供应链制胜的关键是——永远都要比对手更好地控制成本。"在医疗市场的激烈竞争中，医院要在供应链管理上胜出，同样离不开对各项成本的有效管控。

医院供应链管理是以现代信息技术为基础的一种管理模式。通过供应链管理，医院可以建立战略合作关系和实现信息共享，从而对药品、医疗器械、耗材等的供应、存储、分销、配送等过程进行集成，对贯穿整个供应链的物流、信息流和资金流进行协调与控制，最终降低成本与经营风险，提高供应链效率，进而提高医院的竞争力。可以说，医院在供应链管理中能够取得什么样的绩效，在很大程度上取决于成本管控的质量。

当前，在医院成本管控中，还存在一系列问题。具体表现在以下几个方面。

（1）成本管理体系不够健全。医院成本管理主要有成本预算、成本计划、成本核算、成本控制、成本分析等方法体系，这些方法体系尚未形成有机联系。举例来说，成本核算无法为成本控制和成本决策服务，成本预算无法为成本决策提供科学依据等。

（2）有些医院忽略成本事前控制和事中控制，导致成本控制效果不理想。一般来说，医院的成本控制如果只是对医疗过程中药品、人力、设备等资源的耗费情况进行事后核算，那么只能反映成本消耗情况，难以进行成本控制。因此，医院必须重视成本的事前与事中控制，注重成本预算、成本计划、成本反馈等工作。

（3）有些医院让部分职能科室游离于管控之外，没有将成本管控普及到医院内部的全部科室，造成了一些不必要的浪费。还有些医院在成本管控中，过分注重经济利益，却在一定程度上损害了社会效益，忽略了医院的公益性。

基于上述问题，医院管理者要增强成本控制意识，将一切影响成本的因素纳入强化管理的范畴，调动医院职工的积极性、主动性与创造性，在最大程度上强化全员的成本控制意识。同时，要确保各科室领导积极牵头，带领各自科室工作人员严格落实医院成本控制的要求。

此外，医院还要加强成本管控制度建设，为医院成本控制工作打下坚实的制度基础，从而使医院成本控制走上规范化、制度化的发展道路。针对各科室的不同特点，医院要确定其成本控制的评价目标，并对成本控制评价结果进行必要的考核与激励。

为了有效推进成本管控，医院还应该建立以财务部门为中心、由院长领导、成本会计人员负责与医院相关部门分工协作的工作运行机制，从而实现成本管控的统一领导，保证医院成本控制工作的顺利进行，最终提升医院的经济效益和社会效益。

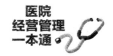

医院药品供应链的优化

传统的医院药品采购和库存计划中，不是夸大了一些药品的需求量，就是对一些药品的需求量估算不足。

面对这样的状况，医院是否可以加大药品库存数来防止药品缺货现象的发生？医院如何使药品采购满足医疗业务的实际需要，同时最大限度地减少库存和资金占用？这些问题都是我们在优化药品供应链中需要解决的。

现在，几乎所有医院的药品库存管理都已经实现了计算机管理，有的还配置了电子病历系统，从而为药品需求提供了必要的数据基础和良好的分析工具，提高了信息交换和处理的速度，也为药品供应链的优化提供了基础。

库存是成本的敌人，为了降低成本，就要最大限度地削减不必要的库存。对此，有些企业采取以销定产，实现零库存。但医院有其自身特殊性，不同于企业，所以这种"生产追逐销售"的策略不太适用。对医院来说，一定要保证病人的药品供给，具备足够的库存量。为此，医院的采购需要付出一定的订货成本，达到一定的经济批量，才能使药品的订货成本控制在可以接受的水平。

医院的库存控制不仅要在成本与服务水平之间找到平衡，还要在库存保管成本与订货固定成本之间权衡，从中找到最佳的订货点和经济订购量，以确定医院的基准库存量（包括最低维持库存量、安全库存量和最高库存量）。

　　为此，医院可以从以往大量的用药数据中归纳出各种外部因素（如门诊人次、住院人数、季节、病种分布等）对药品需求的影响，从而调整药品需求预测，使其更好地与实际需求相适应。在药品需求预测出来后，考虑到需要应对患者需求和订货周期可能会发生短期的随机变动，医院要在基本库存的基础上加一个安全库存量，以提高满足患者药品需求的安全系数，减少缺货现象发生的可能性。同时，医院还需要优化药品配送管理，尽可能少地保持库存，并减少物流的无效运动。

　　总之，医院药品供应链优化主要是将药品供应链的各个部分集成在一起，权衡供应链中相互冲突的各种目标关系，从而在成本与服务水平之间、库存保管成本与订货固定成本之间、批量采购与库存成本之间、订货提前期与运输成本之间找到平衡点，以更好地管控药品供给。

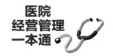

供应链管理与产业链

　　产业链的本质是一个具有某种内在联系的企业群结构。在产业链中存在上下游的概念，以及上下游关系和相互价值的交换。比如，上游环节向向下游环节输送产品或服务，下游环节向上游环节反馈市场信息、支付购买成本。

　　产业链中包含了价值链、企业链、供需链和空间链4个维度，这4个维度在相互对接的均衡过程中形成了产业链，这种"对接机制"像一只无形的手调控着产业链。

　　在医疗行业领域的产业链中，医药类企业、医疗器械类企业等构成产业链中的上游环节，直接为患者提供医疗服务的医院则构成产业链的下游环节，整个产业链的优化程度，不仅影响到产业链的上下游，还会影响到终端患者所接受的医疗服务的质量。

　　在产业链所包含的4个维度里，价值链中的各个企业通常只承担与提供整个链条中某一环节的产品或者服务。这要求企业必须具备足够高的专业化程度，各个企业在产业链中能够提供的价值，构成了一条价值链。产业链中的企业链则是指整个产业链中各个环节的企业。产业链中的供需链主要是指上游的供应商和下游的客户基于对各自价值的需求，形成的一种合作关系。供应链管理的一个重要作用就是优化供需链，降低总的物流成本，使得供需链的运行更加高效。空间链是指一个产业链在不同地区的分布状况。

在产业链中，价值链是根本，各个环节中的企业只有能够为整个产业链提供价值，才有生存的机会，否则可能会被淘汰。企业链则反映了产业链中各个企业之间的联系。供需链是产业链的关键，产业链中的上下游以及各个环节的企业，正是基于彼此的供需关系产生着一系列合作与联系。空间链主要反映了一个产业链中各个环节在空间上的布局，这在一定程度上会影响供需链，因为这种空间布局会形成不同的物流成本。

可以说，医院的供应链管理可以有效地调动产业链中各个环节进行协调与合作，促使某个医疗产业链的形成与发展，还可以在某种程度上优化产业链。同时，借助供应链管理，医院可以提高成本管控水平，改善服务质量，在医疗市场中占据更加有优势的地位，甚至以此为契机打造一个产业链，为患者提供源源不断的优质医疗服务。

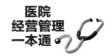

全面强化医院供应链管理及其竞争力

当下，在医院的各个供应链管理中存在着诸多问题，如采购高端、精密的医疗仪器时，价格上普遍存在不够明朗的情况，使得采购成本增加；不少医院对科室的系统化管理程度不够，有可能造成设备仪器的重复购置，从而造成了资金浪费；在医院的基础设施与固定资产管理方面，如果有些部门未能将盘亏情况及时上报给财务部门，就会影响财务管理的精确度。

为此，医院可以从财务监管和内控方面强化全面供应链管理，主要做法是将医院内部的非核心业务外包。在划分非核心业务时，医院可以根据自身实际情况来定，比如将药库、医疗卫生材料、保洁、安保等部门外包给供应商，将这些非核心业务置于供应链上。这在一定程度上使医院集中了有限的资源去做好自己的核心业务，而非核心业务则交由供应链去完成。

具体实施起来主要从以下几个方面着手。

（1）医院要将财务部门与业务部门融合，建立一体化平台，确保信息系统无缝对接，实现账目与物资的自动对账，确保账实相符。

（2）医院要突出对高值耗材收费的重点管理，确保高值耗材的使用与收费的准确性，保障医院与患者的利益不受损害。

（3）医院要推进全面预算管理，根据医院的战略目标确定收入预算，由收入预算确定工作预算，再根据工作预算确定相关成本预算，这些成本预算包括药品预算、材料预算等。同时，对于采购材料的预算，医院要细化到每个商品名称、品种、规格、厂商、价格等要素，并将相应部门的预算执行情况与绩效考核挂钩。

（4）医院要推进固定资产的全寿命管理，从而避免设备的重复购置以及资源的浪费。

总的来说，管理者可以从财务监管与内控两个方面实现对医院的全面供应链管理，使得财务与业务部门融合，建立一体化的管理平台。这有助于提高医院的资金使用率，减少不必要的资金投入和物资购置，降低人员成本，提升医院的运营效率，从而不断增强医院的综合实力。

世界著名供应链管理专家马丁·克里斯托弗说过这样两句话：一句是"市场上只有供应链而没有企业"，另一句是"真正的竞争不是企业与企业之间的竞争，而是供应链和供应链之间的竞争"。这两句话足见供应链对于企业的重要性。其实，供应链对于医院也至关重要，某种程度上来说，医院对其供应链的管理能力有多强，决定了医院的综合竞争力有多强。

随着经济日益全球化、一体化，越来越多的企业认识到，仅依靠自身的力量难以满足不断变化中的客户需求。因此，企业需要把有限的资源集中在核心业务上，培育与提高自己的核心竞争力，专门从事某一领域、提供某一专门服务，从而在某一个点形成独特的核心竞争力。同时，企业还要与合适的企业建立战略合作关系，借助外部资源和能力获得更多竞争优势，以有效地保持和发展自己的核心竞争力。其实，医院也面临着这样的问题，需要集中有限资源提升自己的医疗服务水平。

可以说，供应链管理有效地消除了诸多重复、浪费与不确定性因素，降低了总成本，创造了竞争的成本优势，还优化了供应链上各成员的组合，加快了市场响应速度，从而创造了竞争的时间和空间优势，创造了组织的整体优势。

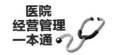

　　对医院而言，实施供应链管理，强化了供应链成员间的紧密协作，使得供应链各个环节能够随时掌握终端的销售信息和各环节的存货信息。这促进产品需求信息的快速流通，减少了采购和社会库存量，避免了医院库存浪费，降低了成本，缩短了资金转化周期，提高了资金使用率。供应链管理全面提高了医疗服务质量，让医院尽可能高效地满足患者需求，还可以优化医院的资源配置，提高医院在医疗市场中的整体竞争力。可以说，医院的供应链竞争力，对医院有着极其重要的作用。

什么是精益化供应链管理

随着我国医疗改革的不断深入，国内医院面临的挑战与压力不断加大。在市场经济环境下，公立医院、民营医院都在面临激烈的市场竞争。同时，人们的医疗意识逐渐觉醒，对医疗服务的要求也越来越高。

医院需要不断提升自身管理水平和工作效率，以应对市场形势的变化。于是，构建精益化的供应链管理体系变得日益重要。医院的供应链主要包括供应商、医院和最终用户3个部分。精益化的供应链管理致力于优化医院供应链中的每一个环节，最终缩减运营成本，提升医疗服务质量，构建和谐的医患关系，促进供应链的健康运转。

医院在进行精益化的供应链管理中，可以从以下几个方面着手。

（1）提升医疗技术水平，进而提升患者的满意度。患者对医院的认可与前来就诊，是推动供应链运转的根本动力。因此，医院能够为患者提供优质的医疗服务是建立精益化供应链管理系统的先决条件和扎实基础。

（2）医院要加强内部管控力度，充分发挥自身优势，树立正面形象，扩大社会影响力，增强运营能力，从而吸引到优质的供应商，以推动精益化供应链的构建。

（3）医院要坚持以人为本的价值观，将患者需求放在首位，尊重与理解

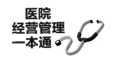

患者，为患者提供人性化的治疗与护理服务，在患者之中树立良好口碑，争取成为患者就诊的首选医院。

（4）构建信息化物资管理系统，促使供应链中的物流、资金流和信息流协调统一，确保物资采购、库房管理、科室使用、供应商联络等环节的信息无缝式保存，从而为医院的高效运营提供信息化基础。物流配送是医院供应链的重要环节，医院的核心业务在于医疗技术，而非物流配送环节。医院可以引入优质的第三方物流配送商，既避免在物流配送方面浪费时间，也有利于优化供应链中的物流环节。

总的来说，精益化的供应链管理，就是致力于优化供应链中的每一个环节，并确保各环节中提供的每一项产品和服务的优质。在构建精益化供应链管理系统的基础上，医院可以切实提升工作效率和医疗服务质量。

案例：凤凰医疗集团

凤凰医疗集团（简称"凤凰医疗"）始建于1988年，是我国一家著名的社会资本办医企业。凤凰医疗是我国最早实行集团化管理的医疗机构，长期探索医院的集团化管理和规模化发展模式，并逐步确立了"区域医疗集团"的发展模式。举例来说，凤凰医疗在北京筹建的北京凤凰医疗，就包括了医院以及多家经营医院供应链业务的全资子公司。它们分别负责药物供应链业务、医疗器械业务、提供医疗业务、进出口贸易业务等，从而构成了一个比较完整的供应链，以确保为患者提供优质的医疗服务。

凤凰医疗的这种"区域医疗集团"发展模式主要有以下特点。

1. 建立区域医疗集团

医疗服务具有规模化和区域化的经济特征，医院经营是典型的规模化经营模式。只有规模化，才能实现医疗服务社会价值与商业价值的共赢。这也正是凤凰医疗努力建立和发展区域医疗集团的根本动力。在具体实施中，凤凰医疗主要通过公立医院改革实现，其中又包括两个方式：一是对营利性医疗机构的股权投资，如公立医院改制或并购；二是对非营利性医疗机构的经营权投资。

2. 区域集中管理，有效分配资源

集团在一个区域内通过投资实现对多家医院经营的控制，从而形成规模

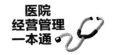

经营，并树立核心专科品牌。集团内的非营利性成员医院主要负责基本医疗服务，营利性成员医院则主要提供高增值性的医疗服务。

3. 医疗资源共享，提高运营效率

集团化管理可以建立资源共享机制，实现医院之间大型医疗设备、设施的共享，从而提高医疗设备的使用率，节约采购成本，发挥整体一盘棋的协调性优势。同时，在集团化管理内，多家成员医院建立专家互动机制，最大限度地实现资源共享，相比于市场上的单体医院，显著降低了运营成本。

4. 集中采购，降低成本

在药品、医用耗材和各类消耗品的采购中，集团显然具有更为强大的议价能力，从而有效降低单体医院的运营成本。

5. 推广标准化管理，保障医疗服务质量

集团化发展产生的规模效应，使得标准化管理成为必然。为此，凤凰医疗在医疗质量、工作流程、优质服务等方面实施标准化管理，既有效降低了管理成本，还提高了医疗服务质量。

总之，凤凰医疗的"区域医疗集团"发展模式在很大程度上整合了供应链，增强了医院在医疗市场中的整体竞争力，值得我们借鉴和参考。

第十章　医院的品牌影响力

　　品牌是一家医院经过长时间积累而沉淀下来的竞争优势，也是其赖以生存和发展的重要基础。如何更好地保持、提升、善用和发展品牌可谓医院经营管理中的一个重点。品牌影响力扩张就是医院经营管理者需要考虑与付诸实施的一个重要问题。医院进行品牌扩张的关注点在哪里？品牌扩张的方式有哪些？品牌扩张时主要的对外合作模式有哪些？接下来，让我们带着这些问题学习下面的内容。

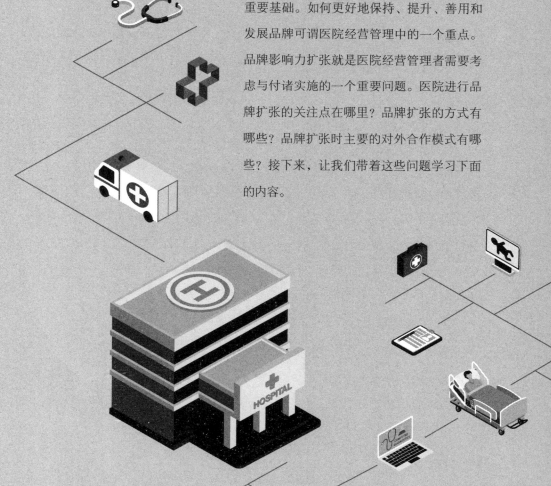

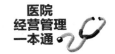

品牌影响力的量化分析

品牌是一个医院极其重要的无形资产，对医院的发展有着深远影响。品牌影响力，则是指品牌开拓市场、占领市场，并获得经济效益和社会效益的能力，其最终目的集中体现为获利能力。我们可以通过以下指标来量化分析品牌影响力给医院带来的价值。

1. 业务量

这是衡量品牌影响力的一个最直观指标，具体包括：①市场份额，也称为市场占有率，该指标可用于了解医疗需求及本医院在同行业中的竞争地位；②业务收入，该指标可以计算出本医院的绝对市场份额；③门诊量，可以计算出本医院门诊市场份额；④出院人次，可以计算出本医院住院人次市场份额；⑤特色专科市场份额，是指将医院品牌科室细分，从而计算出相应的市场份额；⑥市场增长率，是品牌稳定程度、持续活力程度的一个指标；⑦同比，反映的是每年同期增长速度；⑧环比，反映的是本期比上期增长了多少。

2. 品牌的领导力

这可以反映出医院在同行业中的影响力和号召力，彰显品牌的权威性。具体量化指标有：①市场规模，包括医院的等级（如三级甲等）、医院的规模（如占地面积，业务用房面积）、设备设施、门诊容纳人次量和设置的病床数等；②人才队伍，包括医师、技师、护理、行政管理人员和后勤人员的比例，医院高中初级职称比例，医院是否有院士，享受国家特殊津贴的人才及数量多少，本院专家、业务骨干与本地区同行业的对比情况，本院人才队伍的学历构成等。

3．技术水平和科研力量

包括危重病人抢救成功率，治愈出院率，在医疗领域科研立项研发成果数量和排名，成功主办权威性学术会议或学术论坛的场次，全年在国际核心期刊、国家核心期刊等期刊上发表学术论文的数量等。

4．品牌的忠诚度

一般来说，患者对医院品牌的忠诚度建立在品牌美誉度的积累基础上，是评价医院品牌影响力的一个重要指标，也是评价医院持续获利能力的一个重要指标。这里面主要包括：①知名度和美誉度；②患者的复诊率和转介绍率；③远距离患者的就诊率，它可以反映出病源辐射区域的拓宽程度；④患者做出就诊决策时间的长短，决策时间越短，说明患者的忠诚度越高；⑤患者投诉率，比率越小，说明患者的忠诚度越高；⑥患者对医疗服务价格的接受程度等。

总的来说，医院的品牌建设和维护是一个长期的过程。医院除了加强硬件建设以外，还要树立正确的价值观，站在品牌的角度去建设和完善医院的硬件与软件，维护好品牌形象，从而使医院的品牌影响力发挥出最大的作用，以取得更好的经济效益与社会效益。

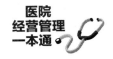

医院品牌扩张的动力与常见模式

品牌扩张是指运用品牌及其包含的资本进行发展与推广的活动，它具体包括品牌的延伸、品牌的市场扩张、品牌的资本运作，以及品牌的转让、品牌的授权等活动。那么，医院进行品牌扩展的内在动力都有哪些呢？

1. 竞争性占据本地市场并延伸、扩大市场的需要

一般来说，医院环境、医疗设施、医护人员工作的场所相对固定，前来就医的患者接受医疗和护理时也往往是在医务人员指导下连续一段时间来进行的。这使得医院开展医疗服务时有明显的地域性特征。如果医院在本地拥有自己较好的品牌，本地的患者往往会首选本医院的医疗服务。

具有品牌效应的医疗产品和医疗服务通常会随着病患康复者的社会活动、流动而得以传播，从而推动医院品牌影响力的发展，使得医院知名度和良好信誉度也大大提高。

2. 为了巩固所处的行业地位

医院通过品牌扩张，可以与外界建立更紧密的协作关系，通过更大范围的临床实践，收集更多的疾病信息，从而进一步提升科研水平，将科研成果更好地应用于临床，进而有助于提高医院的学术地位，巩固医院在医疗行业中的地位。

3. 输出行业标准

通常情况下，品牌知名度较高的医院在行业内外有强大的话语权，往往是医疗技术和医院管理标准的制定者。医院在不断提升自身综合服务能力的同时，还可以不断输出其技术标准，从而成为行业的引领者。

此外，服务人类的健康事业是医院永恒不变的崇高使命，医院通过品牌扩张，有助于获得公众更多的关注和支持。这将有助于医院处理好公益性的事业行为和经济性的商业行为之间的关系，从而促进医院更健康地发展。

通常情况下，医院进行扩张时，在地域选择上会倾向于两种区域：一种是经济基础较好的区域，这些地区的居民普遍对健康服务需求高，也为进行品牌扩张的医院提供了需求空间；另一种是医疗服务供给相对不足的区域，这些地区的市场需求会有助于医院的发展。一般而言，医院的品牌扩张根据其合作对象，是否向上下游产业链延伸可以划分为两种常见的模式，具体如下。

1. 产业链扩张模式

是指医院围绕医疗产业的上下游进行扩张。比如，新加坡的百汇控股原来只是一家小型房地产商，在收购一家医院后进入医疗行业，并发展成为百汇医疗。接着，百汇医疗又先后收购几家医院及其他医疗机构，发展成为东南亚著名的私人医疗机构。同时，百汇医疗将下属优质医疗资源进行整合，积极发展医疗旅游，还发展了医院地产、药房、养老院等项目。

百汇医疗获得成功的一个秘诀就是：整合全球优秀的医生资源，与其达成合作关系。医生在百汇医疗旗下的医院中租用面积不等的房间开办自己的诊所，所有的专业门诊、手术收入归医生所有。医生还可以共享医院提供的先进检测及化验设备、护理及病房服务等，这些收入归医院所有。如果某位医生的诊所需要购买昂贵的手术设备，医院可以通过参股的方式提供资金支持。此外，医生还与医院通过成立委员会的方式进行质量和价格的监控，诊所之间也常常相互合作，共同会诊，从而为患者提供更佳的医疗服务。

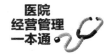

2. 以管理输出为主的扩张模式

这主要指医院与当地医疗机构开展合作，向医疗机构输出优良的管理理念和方法。例如，克利夫兰诊所是在美国最佳医院排行榜上排名比较靠前的医疗机构，是一所集临床治疗、护理、研究和教育为一体的非营利性多专科学术医疗中心，现已发展成为世界上最繁忙和最具创新性的医疗中心之一。

克利夫兰诊所在与其他国家的医疗机构进行合作时，主要采取两类合作方式：一是托管医疗机构，即克利夫兰诊所只派出高级管理人员和团队，不派出医疗团队，克利夫兰诊所主要从中获得管理咨询收益；二是联合办医，合作的医疗机构提供资金和场地，克利夫兰诊所则完全按照自身运作模式合作开办医疗机构。

医院公共关系的建设

世界著名营销大师科特勒曾经说："过去，企业的竞争力主要靠的是高科技、高质量，而现在却要强调高服务和高关系。"科特勒所说的"高服务和高关系"在医疗行业中，指的就是公共关系，以及蕴含在公共关系中的医院形象树立和维护，品牌的打造和管理，媒体公共传播等。

实际上，公共关系可以成为医院与患者之间的良好载体。某种程度上来说，建立良好的公共关系有助于树立品牌。公共关系的建立主要是为了促进人与人之间、组织和公众之间、协会和协会之间的沟通，通过公共关系，它们可以促进理解，并从中寻求共同利益。

医院作为一个公共事业单位，需要与社会各界进行大量的交流与合作。医院在运营过程中，需要及时、准确地对患者的意见做出回应，修正服务策略，满足公众和社会对健康的需求。

医院的形象和社会责任，也属于医院公共关系的范畴。在日趋激烈的市场竞争中，公共关系具有彰显医院品格和树立医院形象的功能，从而达到以诚信换取人心，以人心换取市场的目的。那么，医院可以通过哪些渠道来营造良好的公共关系呢？

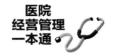
1. 媒体

在现实生活中，我们很多人是通过媒体的渠道获取信息的。如果没有足够的公共宣传，医院就很难打造出一个成功的品牌。为此，医院要充分运用媒体的力量，比如通过网络、电视、报纸、杂志、路牌广告等媒介来宣传医院的优质服务，从而在广大健康需求者心目中塑造出良好的形象。

2. 代言人

世界著名营销大师阿尔·里斯说："代言人是这个品牌的形象和声音。任何一个公共关系项目的最终成功在某种程度上都依赖于这个代言人的知名度和号召力。"一般来说，代言人以其个人的品格、修养和学识向公众传递医院品牌的魅力，进而打动公众。

3. 语言

语言在公共关系中发挥着巨大的作用：它一方面是产品或服务提供者与消费者沟通的重要手段；另一方面，消费者也是通过语言的比较来决定购买哪种品牌的商品或服务。为此，医院及其工作人员要用贴切的、人性化的公关语言与健康需求者沟通，从而给健康需求者留下良好的印象。

4. 文字

一篇优秀的文章会让人信任文中提及的产品和服务，这样有助于树立起医院良好的品牌形象。

总之，医院公共关系的培育不是一蹴而就的，需要长时间的经营。对此，医院用公共关系推出一个品牌，需要选择缓慢而细致的方式，并开展很多工作，才能最终在人们心中烙印下品牌的名字和优点。

医院品牌扩张的原则

医院进行品牌扩张，固然有利于扩大经营规模，但同时也面临一些风险。比如，医院品牌扩张后，内在凝聚力是否会削弱，员工的忧患意识是否会减弱？再者，医院品牌扩张后，医院的设备和设施通常会进一步完备，病人也可能会更加集中，医务人员的工作强度也会随之增加，甚至可能会出现让病人候诊时间延长、就医程序增多、服务质量下降等问题。因此，医院在品牌扩张中，要遵循以下原则。

1. 组建领导机构

医院要成立品牌扩张的工作领导小组，合理制订品牌扩张的方案，确保项目有效实施。

2. 持续有效医疗质量保障

为了避免"忙中出错""乱中出错"等现象，医院要成立专门的医疗质量保障小组。该小组要通过医疗护理质量绩效考核体系，全面负责医疗护理质量管理和控制，坚持合理检查、合理治疗、合理收费、因病施治，有效组织院内外会诊、急救、大型抢救工作及重点病人监控等。

3. 加强财务统一管理

医院进行品牌扩张与整合的过程通常也是一个消耗资金的过程。为此，

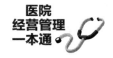

医院要在清产核资、财务审计的前提下统一银行账户、收入与支出口径、收支账册与财务专用章、会计凭证与单据等工作，从而为全院资产统一调配打牢基础，避免医院在品牌扩张中出现财务状况紊乱的问题。

4. 有效调整医院人事制度与人力资源发展规划

医院要根据品牌扩张的业务发展需要，提前进行人力资源规划，建立或完善统一的绩效评价体系，有效地控制医院人力成本支出，将有限的资金用于学科结构调整、技术改造与质量保障等主要方向。

5. 进一步加强医院的专科建设

医院要注重引进专科技术和人才，活跃医院的学术气氛，建设学习型组织，建立和完善专科发展机制，并进行必要的硬件投入，还要建立医院与社会互动的机制，从而在品牌扩张的同时，确保医院在一些专科上保持着出色的服务能力。

6. 职能科室结构的有效定位

医院在品牌扩张过程中，要遵从精简高效的原则，避免职能部门过于膨胀，要确保职能科室的设置具有科学性与合理性。

7. 注重发展新形势下的医院文化

医院文化是在社会文化和现代意识的影响下形成的具有医院特征的群体意识，是为全体医务人员所认同和奉行的行为准则与价值观念，是社会道德与职业特征的综合表现。在医院品牌扩张过程中，医院的文化建设、价值观、服务原则是其中相当重要的环节，医院管理者要使医院文化的发展更符合品牌扩展新形势的需要。

如何与国外医疗机构进行合作

随着我国医疗市场的逐步对外开放，我国以人口众多为显著特征的医疗市场成为国外医疗机构所关注的热点。就目前来看，国内医疗机构与国外医疗机构在合作中还存在着一系列问题。比如，双方的语言交流能力有待进一步提高；外方的医疗服务费用非常昂贵，而国内单位往往受制于公立医院体制和我国患者消费习惯，难以承担过高的医疗服务费用，从而形成收费瓶颈。

此外，我国虽然逐步放开了外资兴建医院的政策，但在外国医师来我国行医方面还是存在一些法律盲点，这使得与国外医疗机构展开深入合作还存在一定的政策风险。

一般来说，中外医疗机构在合作对接方面的焦点主要集中在双方合作的目的上，主要包括两个方面：一是学术交流，二是涉及深入的合作交流。通常情况下，在双方接触阶段，如果是学术交流，往往在专家与学科之间从普通的联系过渡到更高级的交流；如果是通过投资方对接的形式，往往会有社会资本参与。

在双方洽谈合作阶段，无论是学术交流还是投资对接，中外合作双方主要围绕以下几个方面进行。

（1）教育培训。双方彼此享有在对方机构中的医学、护理、管理及其相

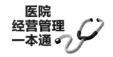

关领域派出客座教授、访问学者进行交流的便利。

（2）管理同质化。比如双方互相进行管理改善，互派管理人员定期交流培训，为持续提升管理能力提供支持等。

（3）双向转诊。包括建立远程医疗平台，开展远程会诊等服务，实行医疗保险互认，便于转诊患者结算，确定增值服务项目目录等。

在双方进入签约准备阶段时，如果双方的合作涉及注资、股份分配等，必须参考中外合资医疗机构的相关规定，注意双方语言的表述明确严谨。其中，考虑到双方的语言差异，为了确保双方的意思表达一致，在起草文本时可选择双语文本，从而既体现出双方的平等，也显得合作更为正式。

在最后签约及实质性合作阶段，双方在签约后应对实质性合作予以稳步推进，包括制定具体的时间表，以及在遇到问题时充分发挥双方的联络机制，使得双方的合作朝着共同期待的目标发展。

品牌建设是我国民营医院的必走之路

民营医院在发展中面临的一个显著问题是口碑相对较差，诚信度容易遭到质疑，这严重影响了民营医院的品牌建设。由于缺乏品牌效应，因此不少民营医院主要通过"煽情"的广告宣传来吸引患者，还有些民营医院患有严重的"广告依赖症"，甚至发布一些虚假广告。这在无形中加大了民营医院的经营压力，也影响了民营医院的形象。可以说，我国民营医院要走上健康发展的道路，离不开品牌建设。

医院品牌的核心是医疗服务质量。具体而言，品牌的知名度相当于患者对医院的记忆程度，品牌的美誉度相当于公众对医院的赞美程度和对医院服务的认可程度，品牌的忠诚度相当于患者对品牌价值的认同程度。那么，我国民营医院应该如何走好品牌建设之路呢？

1. 要有一个正确、清晰、合理的品牌定位

一些民营医院在发展中未能形成品牌效应，一个重要的原因是医院业务定位的同质化严重，违背了市场的基本规律。为此，民营医院要从战略定位开始。

医院的品牌定位，主要指通过对医疗市场的分析，结合自身的优劣势，确定一个与目标医疗市场有关的品牌形象的过程。通俗来讲，医院要明确为哪部

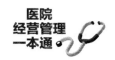

分人服务，提供什么服务，怎样提供服务等问题。医院做好品牌定位，有助于体现出医院在市场中的差别，比如专科特色、技术领先、服务优质等。

2. 医疗质量、技术水平是品牌的基础

医疗质量、技术水平是医院品牌的基础和生命，是医院品牌发展的支撑。医疗服务的目的是为患者提供健康保障，医院的信誉取决于医疗质量。医疗质量的高低直接关乎患者的生命和健康，是患者最为关切的问题。为此，医院要在设备、技术、人才各方面做到"人无我有、人有我优、人优我精"，集中力量形成自己的品牌优势。

3. 人性化的服务是医院品牌的延伸

当前，人们的求医观念也在发生变化，患者就医不再局限于看病拿药，而更注重就医过程中的医疗服务。因此，医院致力于为患者提供人性化的服务，在导诊、挂号、护理、隐私、环境等方面下足功夫，给患者留下良好的印象，有助于塑造医院的品牌形象。

4. 医院文化是品牌的核心

医院文化包含物质文化、精神文化和制度文化等，其中精神文化是医院文化的核心。在患者对医院的综合评价中，除了疗效以外，还包含由医院职工群体素质、精神面貌等形成的文化环境。

民营医院要积极承担社会责任，树立可靠和诚实的声誉，并配之以适当的营销宣传，做好品牌建设的战略规划并长期坚持，最终创造出有特色的医疗服务模式，在医疗市场中打造出属于自己的优质品牌。

案例：上海瑞金医院

上海瑞金医院的全称是上海交通大学医学院附属瑞金医院，成立于1907年，是我国一家著名的三级甲等医院。瑞金医院曾经通过承办一场名为"中美21世纪医学论坛"的学术论坛会议有效地进行了品牌推广。

瑞金医院先是确定品牌建设的目标：向社会公众传递信息；提升品牌在公众中的声望，增强公众对医院的忠诚度，并进一步开发新的高端市场领域；向医疗发达国家和地区的医疗界传递我国医疗领域的信息；向国内医疗界同行传递信息，与国内同行结成战略合作伙伴关系，谋得共同发展；向医院的全体员工传递信息，激发员工的自豪感、使命感和敬业精神，增强可持续发展的动力。

在具体执行中，瑞金医院召开新闻发布会，邀请全国主要的新闻媒体参加，公布瑞金医院承办某知名学术论坛会议的有关信息，从而形成一定的宣传规模和强度。在发布会前后，瑞金医院尽可能地与媒体沟通，增加媒体记者对论坛会议的认同感。

瑞金医院精心遴选各个地区有影响力的媒体及适合的版面、栏目进行宣传，从而做到有的放矢。瑞金医院还精心设计宣传范围与内容，组织专业人员组成新闻稿写作指导班子，从会议重要新闻、会议过程中的重要事件、与会人

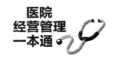

员中的热点人物、公众关心的热点话题、学术界和公众关心的问题等不同角度撰写新闻稿，引导记者形成有利于论坛会议的报道思路，对瑞金医院的相关领域予以大力宣传。

总的来说，瑞金医院承办的这场学术论坛会议，采用现代化、科学化的大型会议组织策略和运行模式，充分借助媒体的推广作用，广泛而有效地树立并强化了医院的品牌形象，提升了品牌的知名度和美誉度。

这次论坛会议的成功举办，成为瑞金医院在市场竞争日益加剧的经营环境下成熟策划并运用公关策略和开展事件营销的范例之一。论坛期间，国外医疗机构和医疗研究机构与瑞金医院达成多个医疗合作项目，也激发了瑞金医院全体员工的自豪感、使命感和敬业精神，推动了医院的品牌化建设。

第十一章　医院与资本运作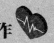

从医院成立开始，到医院的持续发展，这个过程中需要医院经营管理者不断地整合资源，包括资本运作。在医院经营中，良好的资本运作可以解决医院的资金链问题，有助于促进医院的健康发展。当然，资本是一把双刃剑，既可以助推医院的发展，也可能干扰医院的正常发展。因此，我们接下来学习医院如何进行资本运作。

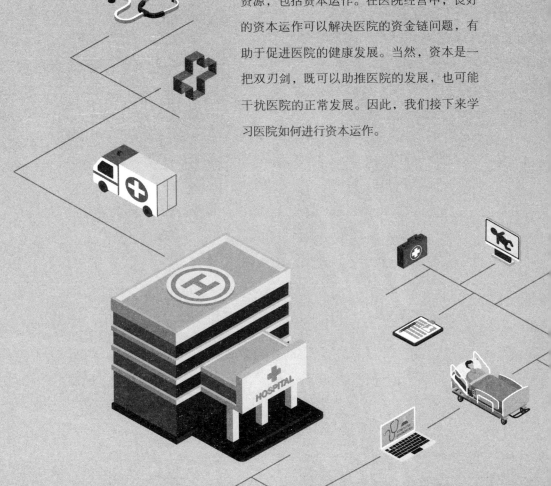

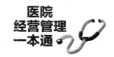

资本的力量

我们平时常会听到"资本"与"资金"的概念，二者是有区别的。资金相当于货币化的资产，是组织所有的货币资金资源；资本则是投资者向生产经营者投入的资源。医院为了扩大规模，需要资本的不断投入，必要时会吸引社会资本。

资本若运用得当，医院就能在短期内满足发展所需要的一系列条件。以美国为例，在2000年以后，由于宏观经济增长速度放缓，因此很多互联网公司不得不释放出股份，以获得资本的助力，保持发展。总的来看，很多企业的成功与它们能够正确运用资本的力量密切相关。

资本的进入不仅能在一定程度上解决企业发展中面临的资金需求问题，还可以为企业带来更科学的管理制度和更有远见的发展策略，从而让企业在公众化、市场化的过程中更好地为市场所熟知。

在与资本的博弈中，企业创始人为了保护自己的权益，可能会拿出少部分股权去融资，或是在协议签订过程中设置额外条款以保护其权益，从而使得创始人一定的持股比例保持不被稀释。这也有利于在一定程度上保障创始人对企业的影响力。

资本的介入尽管对企业的发展有较大的促进作用，但是往往难以替代企业的原始积累期。这个原始积累期不仅包括资金积累，还包括管理经验、理论认识等。此外，资本在关键时刻还可能会影响运营者的决策。比如，每一个平台都会面临方向性选择，虽然获得了资本，但是运营方和资本方在立场、认识上如果存在不同，两者就难免产生不同认识。这时，资本方可能会有更多的话语权，从而在一定程度上影响运营。

可见，资本好比一把双刃剑，对企业有利也有弊。在这方面，无论公立医院还是民营医院，在引进社会资本时都面临着机遇与挑战。医院如果运用得当，就可以促进自身的发展；要是利用不好，就可能会阻碍自身的发展。可以说，资本兼建设和破坏的力量于一体。

医院要树立对资本的正确认识，确保资本更好地为医院发展而服务。

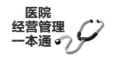

医院集团化成为趋势

人们医疗保健意识的增强，以及人口老龄化带来的一系列慢性病发病率的持续升高，对完善我国医疗卫生保障体系提出了更高的要求。客观上也为我国医院的扩张和发展提供了市场机会。

与此同时，我国"新医改"也在不断推进。政府鼓励、支持和引导社会资本进入医疗卫生领域，加快形成了投资主体多元化、投资方式多样化的办医格局。在市场和政策的双重有利刺激下，众多社会资本纷纷进入医疗卫生领域，积极运用资本的力量瞄准连锁扩张，掀起了一股兼并、收购之潮，并且出现向集团化发展的趋势。

我国公立医院或医学院校也在积极发挥医疗技术优势，谋求设立分院或增加直属附属医院，进行规模上的扩张，其中主要表现为以医疗集团的方式进行运作。在这种情况下，医院之间的竞争加剧，且更多地表现为品牌的竞争，导致强者愈强、弱者愈弱，或者弱者奋起直追、赶超强者。

一般来说，那些在市场竞争中越来越强的医院，普遍有走向集团化、连锁化规模扩张的内在需求，这有助于医院更多地占有市场份额。因此，集团化发展已成为当下医院扩张的主要发展方向和发展路径。

我们知道，任何成功的企业都离不开资本的支持，医疗行业也不例外。

民营医院在发展中需要资本运营，其实公立医院在改革中同样面临需要资本运营的状况。基于此，医院的连锁扩张和集团化发展正是充分利用资本市场的力量，组建医院集团，以实现快速、有效、低成本的扩张。

实际上，医院集团是医院发展到一定阶段的产物，一般是指3所或3所以上具有法人资格的医院通过一定的纽带，借助某些机制，联合成具有隶属关系并进行连锁经营的集团组织。

在医院集团化发展和连锁化经营的过程中，资本扮演着重要的作用。可以说，医院集团化是以资本为纽带，通过综合运用各种资本运作方式实现医院的规模化发展，从而提升医院的综合竞争力，最终达成医院效益最大化的经营目标。

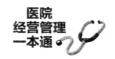

医院集团的优势

我们从资本市场运营的角度分析，医院集团的资本运作方式在选择上要比单体医院具有多样性和复杂性，如能进行集团内部的资本加减与买卖。相比较而言，医院集团的优势主要体现在以下几个方面。

1. 实现资产价值增值

医院集团通过将其内部多个零散的单体医院进行组合，最终形成有价值、有效率的经营整体，从而有利于盘活资产的存量价值，挖掘增量资源的价值，实现资产的保值增值。

2. 扩大融资渠道，降低融资成本

医院集团由于具有规模效应，因此比单体医院的社会影响力及抗风险能力更强，在资金筹措方面也比单体医院有更多的优势和选择。在融资渠道的选择上，中小型医院往往较难通过银行渠道得到贷款，医院集团则往往是银行的目标贷款客户，较易获得银行支持。

3. 合理利用关联交易

关联交易是指在关联方之间发生的转移资源和业务的事项。目前，集团内部的关联交易已经成为控股公司实现其发展战略与经营战略的重要手段。在法律允许的范围内，充分利用关联企业之间的业务与资金往来关系，开展集团内

部的运营活动，对于集团防范风险非常有益。我们知道，只有不断交易才能产生溢价和增值，医院集团同样如此。将持有的股权转让给集团内部其他企业，实现股权套现融资是集团通过关联运作并实现资金转移的主要手段。

4. 降低投资风险

相对来说，医院集团具有规模、人才、资源等方面的优势，在抵御风险方面要比单体医院有更强的承受能力和化解能力。

5. 相互担保

充分利用集团的平台，借助集团内部资本市场的统一安排，通过母子公司、兄弟公司之间的相互担保，营造一个较好的融资平台，从而增强医院集团在银行贷款方面的审贷能力。

6. 促进无形资本运营

医院集团中的核心医院往往是当地或在更大区域范围内的优势医院，本身已经具备较高的知名度，并拥有良好的无形资产。医院集团内部的非核心医院也会从中受益，利用品牌效应，从而充分发挥出无形资本的力量。

此外，医院集团在资本运作中，往往需要安排具有丰富的金融、税务、财务、管理、法律等相关知识的专业人才。负责资本运作的人员既要能够熟练使用各类金融工具与管理方法，还要具备管理者的市场分析能力、谈判能力以及解决各种复杂问题的能力，这有助于充分发挥出医院集团特有的人才优势。

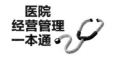

社会资本办医的政策规定

2010年12月，发改委、卫生部、财政部、商务部、人力资源社会保障部发表了《关于进一步鼓励和引导社会资本举办医疗机构的意见》（简称《社会办医意见》），作为旨在鼓励引导社会资本办医的新政策，成为解决"看病难"问题的重大举措。其核心有以下两个方面。

（1）鼓励和支持社会资本举办各类医疗机构，鼓励社会资本参与公立医院改制，允许境外资本举办医疗机构，将境外资本举办医疗机构调整为允许类外商投资项目，允许境外医疗机构、企业和其他经济组织在我国境内与我国的医疗机构、企业和其他经济组织以合资或合作形式设立医疗机构，逐步取消对境外资本的股权比例限制，对具备条件的境外资本在我国境内设立独资医疗机构进行试点，并逐步放开。

（2）非公立医疗机构凡执行政府规定的医疗服务和药品价格政策，符合医保定点相关规定的，则可被纳入城镇基本医疗保险、新兴农村合作医疗等社会保障的定点服务范围，并执行与公立医疗机构相同的报销政策。

具体来说，《社会办医意见》提出了以下6条措施放宽社会资本举办医疗机构的准入范围。

（1）鼓励和支持社会资本举办各类医疗机构，社会资本可以按照经营目的，自主申办营利性或非营利性医疗机构，依法登记，分类管理。

（2）调整和新增医疗卫生资源时优先考虑社会资本，制订和调整区域卫生规划、医疗机构设置规划和其他医疗卫生资源规划时，要给非公立医疗机构留有合理空间；在需要调整和新增医疗卫生资源时，在符合准入标准的条件下，要优先考虑由社会资本举办医疗机构。

（3）合理确定非公立医疗机构执业范围，确保非公立医疗机构执业范围与其所具备的服务能力相适应。

（4）鼓励社会资本规范参与公立医院改制，引导社会资本以多种方式参与包括国有企业所办医院在内的公立医院改革，积极稳妥地把部分公立医院转制为非公立医疗机构，适度降低公立医院的比重。

（5）进一步扩大医疗机构对外开放，将境外资本举办医疗机构由目前的限制类调整为允许类外商投资项目，逐步取消对境外资本举办医疗机构的股比限制，对外商独资医疗机构先行试点、逐步放开。

（6）简化并规范资本办医的审批程序，中外合资、合作医疗机构的设立审批权限由国家下放到省一级，外商独资医疗机构的设立则由卫生部和商务部审批。

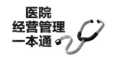

新医改与社会资本办医

我国的第一轮医改起始于1997年。当时，公立医院进行市场导向的改革，扩大医院自主权，医院自负盈亏，执行"以药养医"的医院补偿政策，使医院成为独立的市场主体。医院可以直接从市场获得资金和对患者需求做出反应，在一定程度上提高了医疗服务质量，医疗技术水平也出现了跨越式进步。

不过，第一轮医改也存在着一系列问题，比如，对市场缺乏政府的指导和监管，同时造成公立医院非公非私、半行政半市场的格局，"创收"与"发展"的利益驱动使医院在逐利的道路上越走越远，一定程度上导致医院的公益性丧失。

为了确保社会平等、公共福利，我国在2009年又掀起新一轮医改，即现在所称的"新医改"，旨在"摒弃市场化路线、回归公益性"，从"强基层、保基本、建机制"入手，致力于实现基本医疗的全民覆盖；同时，在改革中破除"以药养医"的借口。

在新医改中，公立医院改革是一项重要内容。公立医院改革的关键是吸引社会资本（包括国企、民企与外企等）参与公立医院的改革，努力发展健康产业。当前，我国公立医院在市场中占有绝大部分份额，病床占有率超过90%，如果推进市场化改革，则有助于使公立医院更好地根据市场规则、市场价格、市场竞争来整合资源，从而实现医院效益的最大化和效率的最优化。市场化改革还可以使我国医院体系逐步过渡到民营医疗机构占主体、竞争充分的医疗服务供给体系，医务人员也可以从"单位人"成为社会人，形成一个以医生自由职业为基础的高度市场化的医务人力资源市场。

另外，在社会资本办医方面，投资医院的上市公司多为医药企业，其投资医院的目的主要是达到产业链下游的延伸，阻止其药品赢利能力的下降。再者，在我国国内药品销售市场上，医院占据了80%的市场份额，可见医院渠道对医药企业的重要性。同时，新医改对药品价格管理越来越严格，药品的利润空间被一再挤压，使得许多药企开始转型，寻找新的利润增长点，并将医院作为目标，开始积极布局投资医院。

资本的天性是为了逐利，投资必须"有利可图"。基于此，社会资本投资营利性医院可以完全运用市场化的运作手段，通过医疗资源的整合与优化配置来对医疗供求进行调整。非营利性医院则与营利性医院不同，但是非营利性医院并非不能赢利，而是不将赢利视为主要目标。

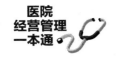

美国私立医院如何运营

美国医疗服务的提供者主要有3种，分别是私人开业、公立医院和私立医院。其中，私立医院又分为营利性医院和非营利性医院。非营利性私立医院占美国所有医院的85%，营利性医院在美国所有医院中仅占13%。可见，在美国的医院中，非营利性私立医院占有绝大多数的份额。那么，美国的营利性私立医院和非营利性私立医院有什么区别呢？

1. 二者的所有权不同

营利性私立医院还有另一个名字——"投资者所有医院"，以赚钱获取利益为目的；非营利性私立医院不是"投资者所有医院"，其所有人可以是投资者，但不可以是投入金钱以获得金钱回报的人，而多为社区、社团或慈善机构，由理事会来进行经营。当然，非营利性医院并非不赢利，而是其赢利的部分不能作为所有者个人的财产，必须用于社区服务、医疗质量提升，医疗科研等。

2. 税收方面存在差异

在税收方面，营利性私立医院要像公司一样交税，非营利性私立医院多为服务于社区，回报社会，因此不需要交税。非营利性私立医院的资金大多来源于社会团体的捐助、慈善机构的捐助，以及个人的捐赠。这些捐赠会使捐赠者免交其企业或个人应缴的税费。比如，在梅奥诊所，有一个区域就是用来展示捐助者名字的。

3. 服务人群和服务内容不同

在服务人群和服务内容方面，大多数营利性医院仅限于建造治疗急性病的设施，比如专门的心血管医院、透析中心，并不倾向于提供全方位的医疗服务，服务人群以富人为主。多数非营利性私立医院则在其所属地区建造卫星诊所和经营疗养所，为老人或慢性病患者提供住所和护理服务。

在服务内容方面，营利性医院诊治专科疾病较多，比较像专科医院；非营利性医院涵盖的病谱较广，比较像综合医院，科室设置比较齐全。

我们知道，医疗安全是患者关注的大问题。那么，在私立医院占供方主体的美国，政府是如何做好监管工作，从而引导私立医院健康运营的呢？

一方面，美国的医生有诊断权，但是没有卖药权，患者要凭处方到独立的药店买药，即医药分开；另一方面，美国医生的执业门槛较高，经济收入和社会地位也较高，相应地，医生违反职业道德的代价也很高。为此，医生会珍惜来之不易的岗位，不易因一些"红包"等蝇头小利去铤而走险。

再有，病人的投诉也是一种有效的监督。美国的政府部门专门设有医生和律师受理病人投诉，具备一定规模的医院也会有医疗安全部门，负责调解医患纠纷，或者出庭应诉。美国医学界还有诚信档案，那些有劣迹的医生会被全美医师协会打入黑名单，从此难以被其他任何医疗机构聘用。

此外，保险公司也会发挥第三方市场监管的作用，美国的保险公司专门聘请懂行的医生和护士，审查病人的处方和账单，对于不合理的收费，会拒绝支付。对于病人的手术费，保险公司会分别支付给医院和医生，两者占比约为7：3。相对于医生单纯的劳务支出，医院配置医疗设备、护士、行政人员的成本更高一些。所以，美国医疗行业的一个特点是，医院和医生相互独立，分开经营，各自收费，甚至大部分医生不从医院领取薪酬。

一般来说，在美国取得行医资格并非易事，大学本科毕业后通常要再经过

5~8年的实践性学习，并通过诸多考试，才能拿到医生执照。美国医生往往有两种选择：一种是开办个人诊所，另一种是到大医院当医生。

在个人诊所里，主要有全科医生（即家庭医生）和专科医生。通常情况下，在美国看病，除了急诊外，第一步是找自己的家庭医生，诸如头疼脑热等常见病，家庭医生即可解决。若是眼睛、心脏等部位出了毛病，家庭医生就会将病人转给专科医生，专科医生一般都有自己的签约医院，接诊病人后认为需要进行手术治疗时，会与签约医院预约时间，并在那里为病人做手术。

因此，美国的综合性医院往往只在急诊室配备一些医生，专业科室只配备护士和医疗设备，供签约医生来做手术时使用。

我国民营医院如何拥抱资本

一般情况下，资本运营主要包括产权资本运营、无形资本经营、实业资本经营、金融资本经营。医院应该选择何种运营方式需要根据具体情况来定。具体来说，我国民营医院运用资本经营主要有以下4种方式。

1. 投资与融资

众所周知，创办民营医院需要投资，在资金不足时还要融资。这些资金主要来源有：个人资金、私人借债、银行融资（如贷款）、以股权融资、商业信用融资等。对中小型民营医院来说，其创业资本多为自有资金或者是借贷资金，还有开办时采用股份制的。通常情况下，股份制是很多大型医院常用的融资方式。

2. 购并

这主要包括两种形式：一是收购，主要有财产收购和股份收购，股份收购又分为参股收购、控股收购和全面收购（买断）；二是兼并，是指两家或两家以上的医院，通过产权联结，组成一家医院，即一家优势医院吸收了另外一家或几家医院，只保留一个法人。

3. 组建医院集团

统一管理是医院集团的根本特征，资本纽带（即股权关系）是联结医院

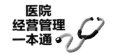

成为集团的基本方式，合同联结也是建立医院集团的一种简易方式，如委托经营、特需经营等。

其中，委托经营是指以签订管理合同的方式把医院委托给医院集团管理公司来经营，医院使用集团的名称，采用集团的管理模式。特许经营是指某些在有形资产和无形资产方面都具有相当实力的大型医院集团，向一些单独经营而又需要无形资产的医院出售集团特许经营权，后者可以使用集团的品牌、采用集团的管理模式，或享有集团其他资源的好处（如培训），同时医院要向集团交纳一定的费用。这些费用通常包括两部分：一是固定费用，在医院加入特许经营时要一次性交清；二是浮动费用，按收入的一定比例来交纳。

4. 租赁

租赁是医院进行长期资本融资的一种方式，医院不必仅仅依靠自己的积累去拥有设备，可以靠"占用设备"来产生效益。为此，医院在资金经营中，可以灵活地运用租赁等经营方式，租赁的对象可以是医院，也可以是单一的生产要素，比如土地、房屋、设备等。

此外，民营医院还可以通过股份制与股份合作制进行资本经营。一般来说，医院的参股与控股，通常按照公司法操作的股份制来执行，成为上市公司往往是资本运营的高级形式。股份合作制则是以合作制为基础，吸收股份制的一些做法，将劳动者的劳动联合与资本联合相结合而形成的一种组织形式。

公立医院在资本面前的选择

当前，"新医改"正在逐渐深入医院的产权结构层次，实施管办分离、政事分开、医院企业化运作。这一系列政策表明：医院所有者和管理者的界限必须分清，尤其是公立医院的发展不能仅依赖政府投入，公立医院要有进有出，其中的一部分将转制并引入社会资本，形成社会办医、多元投资的局面。

那么，在"新医改"中，哪些公立医院会被分出去，怎么分出去，谁又能进来，又如何平衡医疗的公益性和资本的逐利性之间的关系呢？

从目前来看，转制的公立医院大部分是非主流医院。与之形成鲜明对比的是，大型医院和品牌医院出于趋利观念和对自身财力、资源的自信，正在开展大规模扩张。有相当一部分经营不善的企业医院和低等级医院则被纳入高等级医院的版图。

追逐利益是资本的天性，凡是参与经济活动并谋求回报的社会资金均可归为社会资本。相对来说，社会捐赠、慈善基金、指定用途税收、福利彩票收入等，其投入往往不以营利为目的，可以归类为社会资金。对此，我们可以对医疗投融资予以分类，将追求回报的资本引入营利性医院，将公益目的为主的资金引入非营利性医院。倘若分流不清晰，就可能引起较大的混淆，即大量以营利为目的的资金流向享受政府足够多保护的公立医院。而公立医院又可能不得不基于资本的意志而背离其公益的道德准绳，最后以各种形式转嫁成本给患者，以实现利润转移。

一般来说，大部分公立医院不太可能转制为营利性医院，同时又需要社会资金的引入。

当前，大部分资本进入医疗市场的较少，我国营利性医院在社会医院总数中也仅占1%左右，而且多为中小型医院。那么，庞大的社会资本为什么会游离于医疗市场之外呢？其原因有以下两个方面。

（1）外部环境不成熟。营利性医院的现实生存环境相对较差，不公平的竞争环境包括医保市场准入资格、税负等。不仅如此，当前社会资本进入医疗市场只有两种途径，即收购现有医院和新建医院。前者是政府要求退出的、难以生存的中小型医院，社会资本在进入时必须承担相应的重组压力；后者要承担需要巨大投入的财务压力。

（2）医院的"内部人控制"问题。在当前的医疗从业环境中，从医者的个人智慧和能力可以影响一个科室甚至一个医院，这种信息不对称可能会对外来资本构成极大风险。

总之，推进医疗投融资改革要充分结合市场需求，允许多种成分的社会资金进入资金池，并根据其不同特点和价值取向进行合理分流。比如，我们可以将产业基金、保险公司和战略投资者作为战略性资金投入，对于改制的医院则应充分鼓励其以市场方式融资，包括股权融资和债权融资，从而使公立医院更加适应市场的发展。

案例：美国医院有限公司（HCA）

美国医院有限公司（Hospital Corporation of America，简称"HCA"）是美国最大的私有营利性医疗集团，成立于1968年。截至2005年10月，HCA已在美国、英国、瑞士等23个国家拥有187家医院、94个独立的诊疗中心，主要提供符合当地公众需求的医疗保健服务。

HCA在成立不久，就走上了一条持续扩张之路，目的在于创建大规模的经济实体，获得规模经济效应。HCA成立仅1年，就已拥有11家医院，并开始向公众提供服务。到1969年底，HCA再并购15家医院，床位数量达到3000张，并且投入足额资金保证医院满足地方社区的医疗需求。

纵观HCA的发展历程，可以看到HCA在不同的发展阶段采用不同的资本运作方式。它通过并购、托管、上市、退市、再上市等方式的交替与综合运用，实现集团的不断发展。

比如，HCA在成立不久便通过兼并一些医院创建大规模的经济实体，1969年就以拥有11家医院的规模上市，同年底旗下医院就增加到26家。20世纪70年代HCA发展迅速，收购了数百家医院。到1981年底，HCA管理的医院已达到349家，共计4.9万多张床位。1987年更是创纪录地拥有463家医院（其中255家为HCA所拥有，208家由HCA托管）。

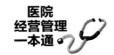

另外，在HCA的发展经历中，我们也可以看到，资本收缩同样是资本运营的一个重要方式，当盲目扩张遇到问题后，通过收缩聚焦的方式往往可以提高竞争力。

比如，HCA后期开始进行战略调整，剥离非核心资产，进行战略收缩，还在整个发展过程中三度IPO（Initial Public Offerings，首次公开募股）、两度退市。可以说，HCA在不同的发展阶段，根据战略需要，综合运用了不同的资本运作方式，从而为公司的发展带来充裕的资金。

据《福布斯》杂志2010年调查显示，美国共有24家规模在200张床位以上的医院，且运营利润在25%以上，HCA旗下就有10家医院榜上有名。HCA之所以能取得较高收益，大概有4个原因：一是营利性医院连锁，其目标在于财务收益，因此更加节约成本；二是尽可能回避不赚钱的服务项目和不能为医院带来收益的患者，并将这部分成本转移到公共医疗服务系统；三是更灵活地重新策划其管理和服务；四是大型的营利性医院连锁使得医生有了通过医院盈利的动机。

总之，HCA通过规模效应、并购、成本控制以及提供高品质医疗服务等策略，构建了一个患者、医生、政府和股东四方共赢的局面，从而推动了HCA的健康发展。

第十二章　文化建设与基业长青

　　如果医院确立了"患者至上"的文化理念，那么，医院的全体职工就应该从这一理念出发，全力以赴地为患者提供最佳的医疗服务，从而提高患者满意度，增强社会认可度，最终促进医院的稳步发展。任何一家医院若要做到基业长青，始终在医疗市场中做到与时俱进，就离不开一整套积极进取、充满人文关怀的文化理念，并且努力践行。

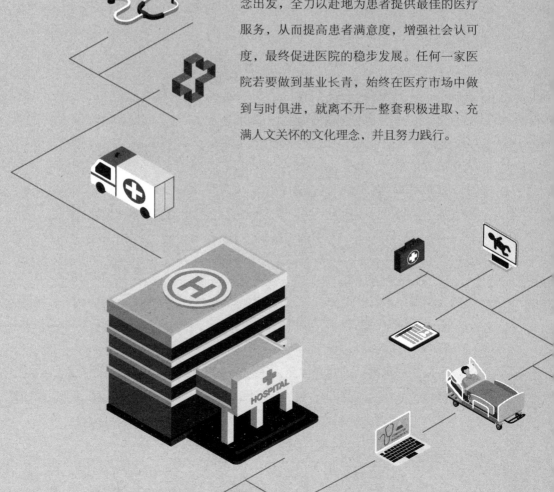

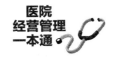

文化建设对医院发展的意义

随着医疗市场竞争越来越激烈，医院文化在医院发展建设中的地位也越来越重要，并且对于提升医院的市场竞争力和打造整体形象有着重要影响。所以医院经营管理者必须重视医院文化建设。通常来说，医院文化建设对于医院发展有如下作用。

1. 激发员工潜能，树立正确价值观

在医院服务水平不断提升、医院间竞争日趋激烈的情况下，医院管理者搞好医院发展建设中的医院文化势在必行。医院文化是医院全体员工的职业精神、职业道德、价值观、医院发展理念等多个方面的展示，可以潜移默化地影响医院员工的思想、行为，帮助员工树立科学的价值观念和工作理念。

另外，医院文化包含物质、精神、管理、决策、政治、价值体系等多方面的相关内容，是医院发展的重要动力。它不仅可以提高医务工作者的工作热情，还能够激发员工潜在的能力，从而促进医院不断发展。

2. 丰富员工知识，提升医院管理水平

在医院正常运行过程中，医院文化与医院的各项工作都有着直接联系。这不仅可以拓展医院员工的知识面，还能提升医院的管理水平，最终促进医院的健康、稳定发展。同时，医院经营管理者需要将医院的发展目标与医院文化建

设相结合，从而引导医院员工树立科学的价值观，激励医院全体员工用心做好本职工作，为更好地实现医院的战略目标而奋斗。

3. 保持医院竞争的持久力

在医院的长远发展中，医院文化在保持医院持久竞争力方面发挥着重要作用，对促进医院管理结构不断优化有着重要影响。一般情况下，医院文化在医院持久竞争力方面产生的作用主要包括以下3个方面。

（1）激励作用，医院文化建设从心理角度出发，注重心理引导和激发，以充分发挥人的潜在能力。因此，医院文化可以最大限度地激发员工的工作热情，从而促进医院各项工作的有序开展。

（2）协调作用，要实现医院的发展目标，医院管理者就需要增强员工的协作能力，真正提高医院管理工作的效率，因此，医院文化有着重要的协调作用。

（3）凝聚作用，在医院的发展建设中，人占据着最重要的地位，管理者要将员工统一在一个发展目标上，才能真正促进医院长远发展。

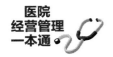

医院文化建设的3个重点

医院文化是医院在长期医疗服务经营活动中集体创造、逐渐形成，并为员工所认同的群体意识及社会公众对医院的整体认知。它是医院长期以来形成的一种稳定的文化传统，能将医院内部各种力量汇聚到一个共同的目标和方向上，对促进医院的全面发展有着重大现实意义。

一般来说，在医院文化建设中应该把握以下3个重点。

1. 要明确医院医教研一体化的特点

医院是知识分子、专业人才聚集的地方，作为知识密集性较强的实体，必须把学习型组织的创建作为医院文化建设的重要内容，在这里要做好以下3方面工作。

（1）创新管理机制，转变经营模式，使医院经营管理走向民主化、法制化、科学化。

（2）重视人才建设，加大人力资源的开发力度，大力培养和引进人才，实施科教兴院战略，增加科研、教学和医疗管理网络建设等方面的投入，大胆起用学有专长、思维活跃、想干、能干、敢干的专业人才。

（3）注重理论与实践相结合的原则，在学习中勇于实践、勤于实践，才能不断创新。

2. 要走法制化、人性化道路

离开法律讲职业道德会使道德空洞化、教条化，这种流于形式的宣教方式达不到教育员工的目的。为此，我们需要组织员工学习有警示作用的案例，促使员工认识到法律的功能和作用，从而使之主动去学习并运用法律维护自身的合法权益，解决医疗纠纷，让法律精神融入医院文化建设之中。

同时，我们还要加强医德医风的专项治理，实行医德医风讲评制度，使医德医风建设日常化、制度化，坚持依法治院和以德治院的原则，形成以人为本的价值观和行为规范，从而带领医院走上法制化、人性化道路。

3. 要树立正确的价值观和服务观

医院全体员工要牢固树立"以患者为中心"的价值取向和服务方向，把病人满意度作为衡量医院工作优良劣差的根本标准，同时协调统一医院、员工与患者三方的利益关系。医院既要争取经济效益，也要兼顾社会效益，把正确的价值观、服务观贯彻落实到战略决策、经营管理以及日常医疗工作中去，使得医院上下全心全意为患者服务。

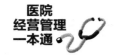

医院文化建设的4个层次

文化作为一种柔性的生产力，在推动医院建设和发展的过程中所起的作用越来越大。在实践中，医院文化建设通常有以下4个层次。

1. 物质文化

也称为"基础文化"，包括医院环境、医疗设备、院容院貌、服务设施等。物质文化是医院实力的具体体现，是医院塑造良好形象的物质保证。加快医院物质文化建设，为病人提供整洁、温馨、舒适、便利的诊疗场所，能够给承受肉体和精神痛苦的患者以心灵抚慰，增强机体活力，有利于他们早日康复。同时，医院员工可以在繁忙的工作中感受到环境之美，得到精神上的放松，进而激发工作积极性和创造性，增强医院发展后劲，为医院发展提供良好的支撑平台。

2. 精神文化

也称为"核心文化"，是医院文化的核心和灵魂，是医院全体员工在长期实践中建立起的群体意识，是医院发展的原动力。医院的精神文化包括医院精神、奋斗目标、价值取向、理想信念、服务理念等。一般来说，精神文化一旦形成并被职工认同，就会产生规范和自律作用，有利于凝聚士气，把职工的思想和行为统一到医院发展的轨道上来。

3. 制度文化

也称为"保障文化"，主要包括管理体制、政策法规、规章制度、工作守则、管理目标等。俗话说："没有规矩，不成方圆。"制度文化作为医院文化的主体构架，是医院价值观念、道德标准、行为准则和技术发展的具体要求，也是依法治院、规范行医的重要保证。

在加强制度文化建设时，医院应当根据患者的需求和医院发展需要建立和完善各项制度，强化业务培训，使全体员工能够自觉遵守，变制度约束为习惯养成。同时，我们还要坚持规章制度面前人人平等，做到奖惩结合、奖惩分明、奖惩及时。

4. 行为文化

也称为"形象文化"，主要包括全体员工的医疗水平、言行举止、穿着装束、精神风貌、风度气质等。良好的员工行为能够使患者对医护人员产生亲近感、信任感，对医院产生信赖。同时，医院要确立"以人为本"的服务理念，牢固树立"以患者为中心，以质量为核心"的服务意识，认真履行法定义务，维护患者的各项权益，尽可能完善各种便民措施，为患者提供优质的医疗服务。

总之，医院结合文化建设的4个层次，在长期的医疗实践中逐步培育共同的文化理念，从而将医护群体的共同行为纳入一个共同的文化磁场之中，形成一股为全院所共识、共知、共行的文化主流。这将使医院的动力机制运行具有强大的向心力和凝聚力。

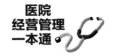

医院文化建设的5个误区

医院文化建设对医院发展有着重要的作用，很多医院也都重视文化建设。然而在实践中，不少医院在文化建设方面存在不少误区，应该引起我们的重视。我们要尽量避免以下5个误区。

1. 缺乏可行的文化机制

在现实中，很多医院的管理者都比较重视文化，平时开会常讲"文化建设"，日常谈话中也常提到"文化建设"。然而结果是，医院上下往往嘴上说一套，实际做一套，使得文化建设没有落地生根。

对此，医院首先要提出好的文化理念，然后有计划、有目的地将这些文化理念融入战略规划、组织设计、制度建设、管理风格、人才使用和技能培养中来，使文化理念在管理实务中找到落脚点。

2. 把文化当成一种营销手段

有些医院将文化纲领做得很有特色，文化宣传也做得非常到位，在将患者吸引到医院后，提供的医疗服务却不够令人满意，让患者感到医院宣传的所谓"文化"不过是一种营销手段。

对此，我们应该清楚地认识到，一家老老实实做医疗服务的医院或许不一定成功，但是能够真正成为百年老院的，一定是老老实实做医疗服务的医院。

在现实中，有些医院的文化建设之所以未能获得成功，一个重要原因就在于文化建设的动机不纯。

3. 盲目追赶时髦，讲究"高端大气上档次"

有些医院会紧随潮流利用"时髦"词汇来描述文化建设。比如，在各行各业都比较流行"以人为本"。这句话很有道理，也有很多医院将"以人为本"写入文化建设的文件中，然而实际上能够做到"以人为本"的并不多。

对此，医院在追赶"时髦"词汇时，要确保身体力行，去践行那些好的理念，而不应仅仅是做些表面文章。

4. 以"文化"的名义"绑架"员工

有些医院重视伦理道德的力量，进而用来约束员工的言行，比如要求员工对老板感恩，对不满意的事情也要能够"包容"；对于医院的不公正待遇、不公平做法，要求员工也不要计较，否则会"不快乐"等。

对此，如果医院管理者不去努力提高管理水平，不讲究如何公平、公正地对待员工，不愿意和员工分享医院发展带来的成果，而是一味地要求员工"度量大、境界高、不计较"，甚至还要"感恩戴德"，那么无疑是在试图以道德的名义"绑架"员工的思维，最终也会难以奏效。

5. 故意装得有"深度"

有些医院为了彰显自己有"文化底蕴"，会搬出来一些"附庸风雅"的词汇，以显得医院文化"高深莫测"。

对此，我们要认识到，医院文化通常是在医院长期发展之中形成和提炼出来的，有很强的现实指导意义。所以，医院文化往往是与实践结合的产物，并非无本之木，只有这样，医院文化才能更有生命力。

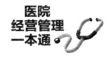

医院文化建设的关键

医院文化是医院在经营和管理活动中创造的，具有本院特色、相对稳定性的、有形的物质形态与无形的精神财富，包括文化观念、医院精神、技术水平、管理水平等内容。在医院文化建设中，我们要把握好以下4个关键内容。

1. "以人为本"是医院文化建设的基础

"以人为本"是医院文化建设的基础，主要落实在"尊重人、为了人、依靠人、发展人"上。其中，医院提供人性化的服务，最重要的一条是尊重患者。因为尊重患者有助于构建良好的医患关系。医务人员只有尊重患者，才能得到患者的尊重与配合。

为了有效提高医务人员的服务质量和水平，医院应当对医务人员进行文明礼貌教育，包括语言、举止、穿戴等。同时，医务人员在称呼患者时，对男性可以称之为"某某先生"，对女性称之为"某某女士"。在诊疗过程中，使用文明服务用语，能够给患者一种亲切感和信任感。

同时，患者的隐私权、知情权、选择权和同意权在医院应该得到充分的尊重和保护，患者有权了解自己所患为何种疾病以及疾病严重程度。另外，在医疗过程中，任何暴露身体特殊部位的检查，必须隔离无关人员，从而使患者的隐私权得到较好的保护。

为了让患者到达医院后适度减轻疾病带来的痛苦与恐惧，医院可以营造温馨的就医环境，为人性化服务提供物质基础。

由于医院的人性化服务依靠全体职工来打造，医院管理者要尊重职工。比如，医院可以要求上级对下级、医生对护士应使用文明用语，比如称"某某医生""某某护士"等。医院还要尊重职工的民主权利，由命令式管理向协商式管理转变，实行医务公开，医院年度工作计划、重大事项决策均要由职工代表大会讨论通过，从而在一定程度上增强职工凝聚力。

2. 建立学习型医院是医院文化建设的保障

学习型医院通过不断学习来改变医院自身，全面提高员工素质，使得医院更好地适应环境变化，并为患者提供更好的人性化服务。在具体实施中，医院可以强调"学习加激励"，不但注重使人勤奋工作，还要注重使人"更聪明地工作"，以增强医院学习能力为核心，也促进员工不断自我超越，最终达到医院的战略目标。可以说，医院要提供人性化服务，就必须把自己建设成为学习型医院。

3. 培养爱岗敬业精神是医院文化建设的根本

医院可以在内部积极开展形式多样的活动，诸如医疗护理知识竞赛、职业道德知识竞赛、教学竞赛等，从而提高医务人员的岗位责任意识。

再者，考虑到榜样的力量，医院可以定期开展"温馨岗位""温馨护士"等评选活动，组织优秀职工外出参观考察，从而帮助职工开阔视野、放松身心，进一步培养职工的敬业意识。医院还可以主动组织服务社会、回报社会的活动，比如定期组织大型义诊活动，积极参加社会公益活动，认真处理公共卫生事件等，从而增强职工的社会责任感和奉献精神。

医院还可以进一步明确办院宗旨、办院方针和近期奋斗目标，通过组织学习和宣传教育活动，提高全员的向心力，逐渐在全院范围内形成"爱院如家、院兴我荣、院衰我耻"的文化氛围，从而提高职工对医院的忠诚度。

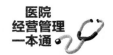

4．不断创新是医院文化建设的精髓

当今社会，疾病谱在持续地发生着变化，医院所处的环境在变化，患者对健康的需求在变化，职工的需要也在变化。为了应对一系列变化，医院最好的解决办法就是不断创新与变革。创新是适应变化的必然选择，也是革新生产力的重要工具。一个医院不能创新，就难以在市场竞争中胜出。

总之，医院通过有效的文化建设，不仅可以为患者提供人性化服务，而且医疗、教学、科研水平也可以得到持续稳定的发展，最终有助于获得社会效益和经济效益的双丰收。

文化建设与可持续发展

随着医学技术的突飞猛进，创新和发展医院文化已经成为医院迎接挑战的重要条件。一般来说，医院文化的实质是以人文为主体，以文化引导为手段，以激发医务人员的聪明才智和创造力为目的。医院文化是一项系统工程，既要全面发展，又要重点突破，最终促进医院的可持续发展。为此，我们需要从4个方面去着手建设医院文化。

1. 医院之"道"

这是指医院的经营理念和发展策略。那些有发展眼光的医院决策者应当充分发挥医院文化的特有优势，科学地确定经营理念和发展目标，制定正确的经营战略，力争在竞争中取胜。

2. 医院之"魂"

这是指医院精神。医院在进入市场后，医院精神应当具备较高的境界，具体来说，要有先进性、职业性、群体性、稳定性和独特性。其中，独特性是关键，也就是说，医院要有自己的特色。医院精神是贯穿整个医院文化建设过程的纲领，是医院文化建设其他要素的灵魂。为此，医院精神要能够发挥导向、激励、凝聚、陶冶等功能，秉承医者仁心的传统医德文化，积极开拓进取，求新思变，促进医院文化发展。

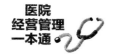
3. 医院之"形"

这是指医院的形象，包括对内对外的信誉形象。医院文化建设的一项重要内容是设计、塑造、展现医院形象，以提高医院在群众中的知名度、信任度。良好的医院形象是医院的一项珍贵的无形资产，是医院有形资产得以创造效益的必要条件。为此，医院应该认真抓好形象塑造工作。

4. 医院之"本"

这是指医院的职工素质，是医院文化建设的根本。医院文化最终要落实到人上，否则，医院的"道""魂""形"就会失去应有的意义。再者，当今医院的竞争，归根到底是人才的竞争，医院文化建设的一个重点就是建立一支知识结构互补、价值观统一的人才队伍。

最后，加强医院文化建设，要以群体价值观为核心，同时强化典型激励，激发职工潜能，培育职工的主人翁责任感和集体主义精神。可以说，医院要生存、发展与进步，在医疗行业竞争中立于不败之地，就要有相应的医院文化做后盾。医院只有重视文化建设，才能实现经济效益与社会效益的双赢，从而促使医院健康、快速地发展。

民营医院的诚信文化建设

我国在1978年后的第一家民营医院为"广州益寿医院"，成立于1984年。此后，民营医院如雨后春笋般诞生。截至2011年底，我国民营医疗机构总数为45.7万所，占全国医疗机构总数的47.9%，床位数占全国总数的9.7%。民营医院一路走来的30多年里，负面新闻几乎从未停止过，诸如广告欺骗、假专家、假病历、假广告等不良记录层出不穷，这使得民营医院的形象大打折扣。

实际上，民营医院面临的这些困境，有主客观两个方面的因素。客观上，民营医院在以强大的公立医院体系为主的医疗市场里，往往在夹缝中求生存，还处于资本原始积累阶段。其次，大部分民营医院无法进入医保，这在很大程度上限制了民营医院的门诊量、人流量。

再者，民营医院往往以退休和新毕业的医疗卫生人员为主，缺少中青年技术骨干和学科带头人，这使得民营医院在发展中遭遇人才瓶颈。一般来说，没有高素质的医生队伍，就难有好的医院。好的医院在人力开支上通常占据较大比重。比如，在一所三级医院的日常运行中，人员成本要占据医院总支出的1/3还要多，这还不包括各种人才培养经费在内。

民营医院作为自负盈亏的单位，往往只能独自应对医疗风险，再加上患者对民营医院的信任度要低于公立医院，一出现问题就容易产生医患纠纷，民营医院通常也只能赔钱了事。身处竞争夹缝中的民营医院，为了扩大知名度和社会影响力，往往在广告宣传上耍小聪明，在吸引来患者的同时，也引发了广泛质疑和抨击。这在一定程度上影响了民营医院的形象，对长期发展也不利。

除了上述客观因素，还有3个主观因素：一是使命感缺失，有些民营医院一味地追求经济利益，把患者当作提款机，甚至丧失了基本的仁义道德和做人底线；二是社会浮躁情绪的影响，有些民营医院在知名度和美誉度上追求"速成"，为此轮番进行"广告轰炸"，以至于高昂的广告费用最终由患者埋单；三是监管不足，有些地方甚至未将民营医院纳入监管范围之内，再加上民营医院的自身困境，导致不少民营医院的生存状态不够健康。

总的来说，民营医院搞好诚信文化建设，对于树立良好形象、改善经营有着重要作用。医院应该从以下3个方面做好诚信建设。

1. 技术品牌的诚信建设

我们知道，医疗技术是医院发展的核心，尤其是重点专科技术的品牌效应更是医院成长的顶梁柱。可以说，民营医院要在激烈的市场竞争中获得一席之地，就要找出特色，发展特色，在特色专科上打造出品牌优势。

2. 价格收费的诚信建设

一般来说，患者到医院就诊时，医疗结果和医疗费用是患者关注的焦点。医院要做强、做大、做长久，也离不开患者对医院收费品牌的认可。为此，民营医院要明码标价，增加医疗收费的透明度，为患者提供费用清单，使得患者随时知晓收费情况，尊重患者的知情权，从而增强医患之间的信任度。

3. 温馨服务的诚信建设

患者在就诊时，在同等治疗效果和收费水平的情况下，患者的选择标准就是服务。对此，医院不仅要提供"园林化"的环境、"宾馆化"的病房以及"现代化"的设施，还要对患者发自内心地尊重，为患者提供优质的服务。为了增强患者对医院服务的信任，民营医院可以开展服务礼仪培训，让所有的临床医务人员及门卫、导医、保洁员、陪护员、收费员等共同参与医疗服务的员工，知晓他们的语言、态度、眼神、表情、着装等行为会影响患者的心理感受，而且也关系到医院品牌的宣传。

民营医院还要对服务流程予以改进，让患者的就诊流程更顺畅，减少患者不必要的奔波，同时对患者辅以适当的亲情陪护，减少患者不必要的恐惧感，缓解患者及其家人的内心焦虑。

民营医院诚信建设只有起点，没有终点。民营医院要努力打造诚信的品牌与形象，并强化社会监督和行业自律。这对整个民营医院体系的生存和发展质量都起着重要作用。

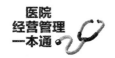

案例：北京协和医院文化建设的启示

北京协和医院成立于1921年，最早由美国洛克菲勒基金会创办，现已发展成为集医疗、科研、教学于一体的大型综合医院，在我国乃至世界都享有盛名。协和医院在长期发展过程中，逐渐形成了协和精神，即"严谨、求精、勤奋、奉献"。协和精神凝聚了协和内部的各种力量，引领协和人向着"以人为本""以患者为中心"的目标和方向发展。那么，协和医院对医院文化建设有哪些启示呢？主要有以下4点。

1. 医院文化建设的4个层面

医院文化建设由表及里通常包括4个层面：一是表层的物质文化，由院容院貌、就医环境、医务人员的仪容仪表等硬件构成，是医院在社会上外在形象的集中表现；二是浅层的行为文化，由医务人员在诊疗过程中以及同事之间交往中产生的文化活动构成，是医院经营风貌和职工面貌等的集中表现；三是中层的制度文化，它是一种在形式上发生了转变的观念，成为医院表层文化和浅层文化的支撑点，是一种强制的文化；四是深层的精神文化，这是医院文化中的核心文化，是医院经营管理中形成的独特的意识形态和文化观念。在协和医院文化建设中，这4个方面体现得尤为突出。

2. 医院文化建设的方法

一般来说，医院文化建设体现在医院的每一个角落，如宽敞明亮的就诊大厅，安静整洁的病房环境，安全舒适的休养氛围，清晰明亮的就医标志，甚至医务人员的一个微笑、一个真情的动作和一句发自内心的话都可以让患者感动，进而体验并感受到医院的文化影响力。

为此，协和医院在制度上完善培训机制，重视教育投入，不断提升医院的文化层次；在观念上倡导终身学习、不进则退的理念，充分理解"学习型医院"的含义；在行动上营造良好的环境，把医院文化建设当作一种觉悟、责任、境界和生存能力来宣传与弘扬；在形式上，采取多种方式，以点带面地对职工进行教育。

3. 医院文化建设需要组织管理和全员参与

协和医院文化建设倡导全员参与。医院管理者作为医院文化的组织者、传播者和创造者，注重根据医院赖以生存的环境，注入与之相适应的、有丰富内涵的并不断深入和创新的文化。

4. 医院文化理念的坚持需要持之以恒

应该说，协和医院在100余年来长盛不衰，与协和医院对核心价值观的秉持是分不开的。正如国内某医院在组织全员医务人员借鉴学习协和精神时所感叹："几代协和人以执着的医志、高尚的医德、精湛的医术和严谨的学风书写着协和辉煌的历史……"可见持之以恒的文化观念对医院的重要性。

后记
POSTSCRIPT

悬壶济世，大医精诚

　　"悬壶济世"出自我国《后汉书》的记载。一位壶翁（携带一个葫芦为人治病、售药的老人）身怀高超的医技，通过为人治病挣得大笔钱财，然后再把钱施舍给贫苦百姓；壶翁经常在其行诊处悬挂一个煎熬中药的壶作为医帜，于是人称其为"壶翁"。后来，人们常把行医称为"悬壶"。

　　"大医精诚"则出自我国唐朝名医孙思邈所著之《备急千金要方》，是在中医学典籍中论述医德的一篇极重要的文献，为习医者所必读。《大医精诚》论述了有关医德的两个问题：第一是精，认为医道是"至精至微之事"，习医之人必须"博极医源，精勤不倦"，要求从医者要有精湛的医术；第二是诚，以"见彼苦恼，若己有之"来感同身受的心，策发"大慈恻隐之心"，进而发愿立誓"普救含灵之苦"，且不得"恃己所长，经略财物"，要求从医者要有高尚的品德修养。

　　其实，"悬壶济世"与"大医精诚"均从不同方面阐述了一种医德。医生的品德修养不仅影响医院的声望，甚至对整个医疗行业也产生着重要的影响。所以，医生要具备良好的品质。

　　归纳起来，一个好的医生应该具备这些品质：一是责任心，如果缺乏足够的责任心，那么医生就难以用心去对待每一个患者；二是细心，医生在临床手术或者诊断中稍有疏忽，就可能直接影响患者的病情，甚至影响患者的一生；三是沉着冷静，医生要临危不乱，避免在判断病情时受主观影响；四是较强的学习能力，努力跟上医学发展的步伐，不断地为患者找到更多、更好的治疗路径；五是要有较强的分析能力，包括逻辑思维和形象思维能力；六是严格的计划性，从而确保工作效率；七是懂得一定的心理学，能够适当地安抚患者的情绪，减轻患者的心理负担。

总之，医德是从医者应该遵守的职业道德。这对医生，乃至医院的职工队伍建设具有很大的作用。我国明代医生罗链为了传授给儿子医术，编著了一本医书作为儿子的学习教材。然而有一天，他的儿子喝醉酒后为患者治病，罗链见后大怒说："你怎么能用他人的性命做儿戏呢？"于是，罗链烧毁自己著的医书，不再传授儿子医术。这说明我国古人在培养医学人才时已经极为注重医德。我国宋代的《省心录·论医》中也说："无恒德者，不可以作医。"这些均说明了医德对于从医者的重要性。

医以德而行，德以医为载体。从医者在行医过程中要注重医与德的相互融合、相互促进作用，牢记"人命至重，贵于千金"，重视医德其实也是对他人生命健康的尊重。

可以说，培养良好的医德品质，提升医德境界，不仅是医院经营管理者面临的一项任务，也是每一位从医者对职业道德修养的自我要求。只有人人恪守医德，才能最终促进医院的长足发展，促进整个医疗行业的健康发展。